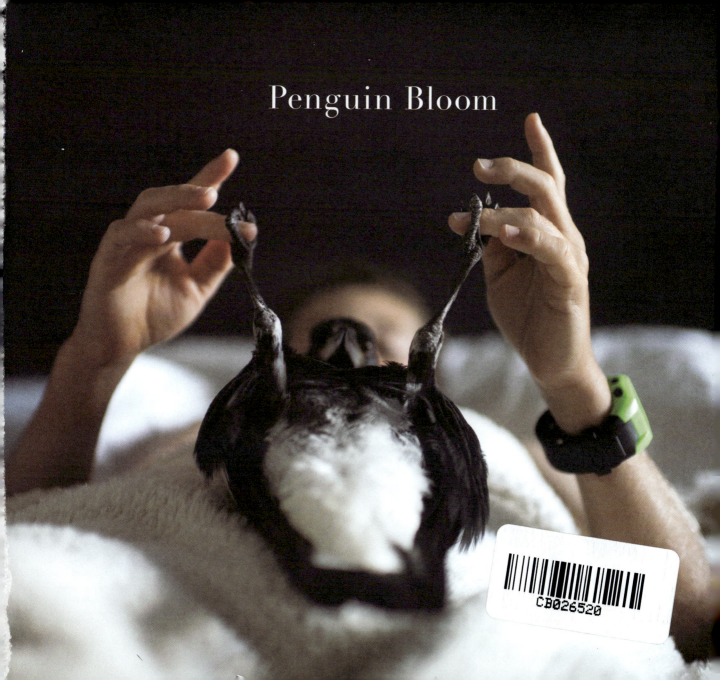

Para Sam

B616p Bloom, Cameron
Penguin Bloom: a pequena ave que salvou uma família / Cameron Bloom, Bradley Trevor Greive; tradução Patrícia Azeredo. – 1ª ed. – Rio de Janeiro: Best Seller, 2021.

Tradução de: Penguin Bloom: The Odd Little Bird who Saved a Family
ISBN 9788546502172

1. Bloom, Sam. 2. Vítimas de acidentes – Austrália – Biografia. 3. Paraplégicos Austrália – Biografia. I. Greive, Bradley Trevor. II. Azeredo, Patrícia. III. Título.

20-68381
CDD: 926.1758
CDU: 929:616.8-009.12

Meri Gleice Rodrigues de Souza – Bibliotecária CRB-7/6439

Texto revisado segundo o novo Acordo Ortográfico da Língua Portuguesa.

Título original
Penguin Bloom: The Odd Little Bird who Saved a Family

Copyright © 2017 by Bradley Trevor Greive and Cameron Bloom
Copyright da tradução © 2021 by Editora Best Seller Ltda.

A reprodução da tradução do poema "Família" foi gentilmente autorizada pela editora L&PM, que detém o direito de tradução em português da obra *Os filhos dos dias*, de Eduardo Galeano.

Todos os direitos reservados. Proibida a reprodução, no todo ou em parte, sem autorização prévia por escrito da editora, sejam quais forem os meios empregados.

Direitos exclusivos de publicação em língua portuguesa para o Brasil adquiridos pela
Editora Best Seller Ltda.
Rua Argentina, 171, parte, São Cristóvão
Rio de Janeiro, RJ – 20921-380
que se reserva a propriedade literária desta tradução

Impresso no Brasil
ISBN 978-85-465-0217-2

Seja um leitor preferencial Record.
Cadastre-se no site www.record.com.br e receba informações sobre nossos lançamentos e nossas promoções.

Atendimento e venda direta ao leitor
sac@record.com.br

Este livro foi composto na tipografia Tribute, em corpo 11/16, e impresso em papel offset 90 g/m² na Gráfica Eskenazi.

Penguin Bloom

A pequena ave que salvou uma família

Cameron Bloom & Bradley Trevor Greive

Tradução
Patrícia Azeredo

1ª edição

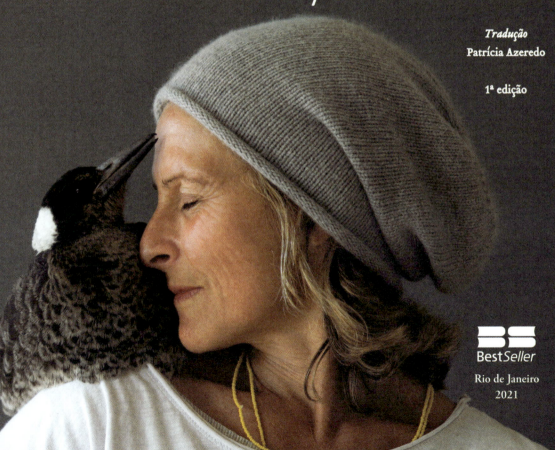

BestSeller

Rio de Janeiro
2021

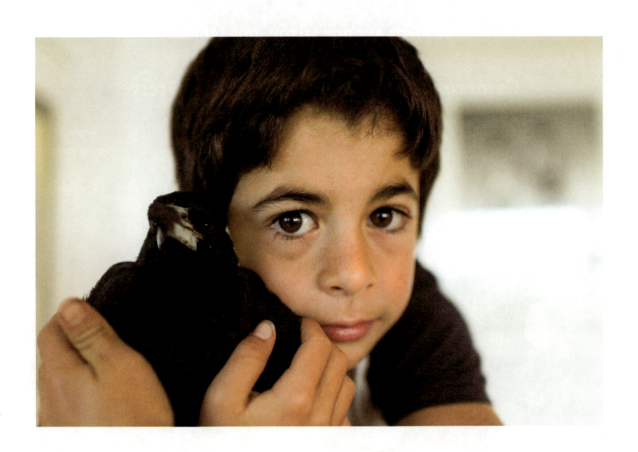

Agradecimentos

Desde as primeiras imagens e os primeiros rascunhos até a versão editada, com layout finalizado, e encadernação perfeita, várias pessoas talentosas puseram coração e alma neste belo livro que agora você tem em mãos.

Cameron Bloom e Bradley Trevor Greive gostariam de agradecer especialmente a Brigitta Doyle, da ABC Books, cuja paixão sincera e duradoura por esta história fez toda a diferença.

Eles também gostariam de expressar profunda gratidão pessoal e profissional a Simon "M" Milne, da HarperCollins Publishers Austrália, e a Sir Albert Zuckerman, da Writers House, Nova York, pelo apoio e sabedoria.

Família

Como se sabe na África negra e na América indígena, a sua
família é a sua aldeia completa, com todos os seus vivos e os seus mortos.
E a sua parentela não termina nos humanos.
Sua família também fala com você na crepitação do fogo,
no rumor da água que corre,
na respiração do bosque,
nas vozes do vento,
na fúria do trovão,
na chuva que beija
e na cantoria dos pássaros que saúdam os seus passos.

Eduardo Galeano

Tradução de Eric Nepomuceno

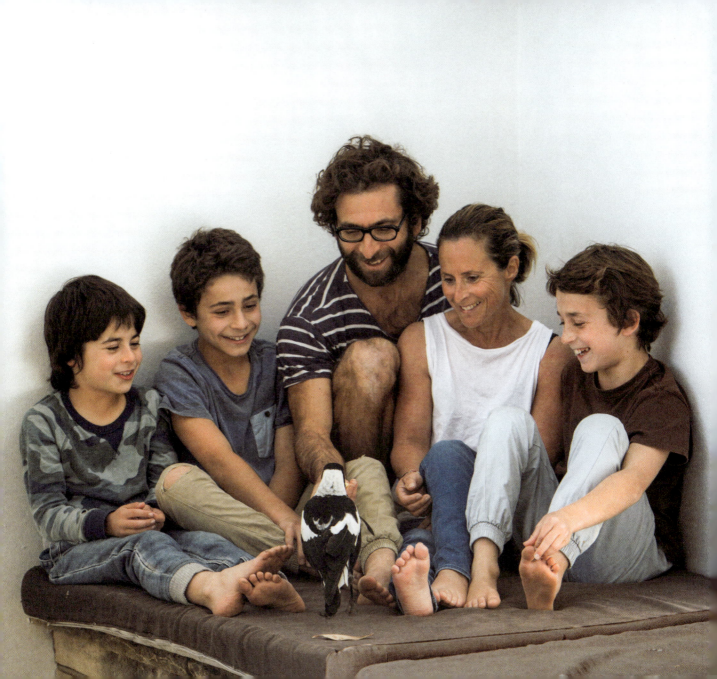

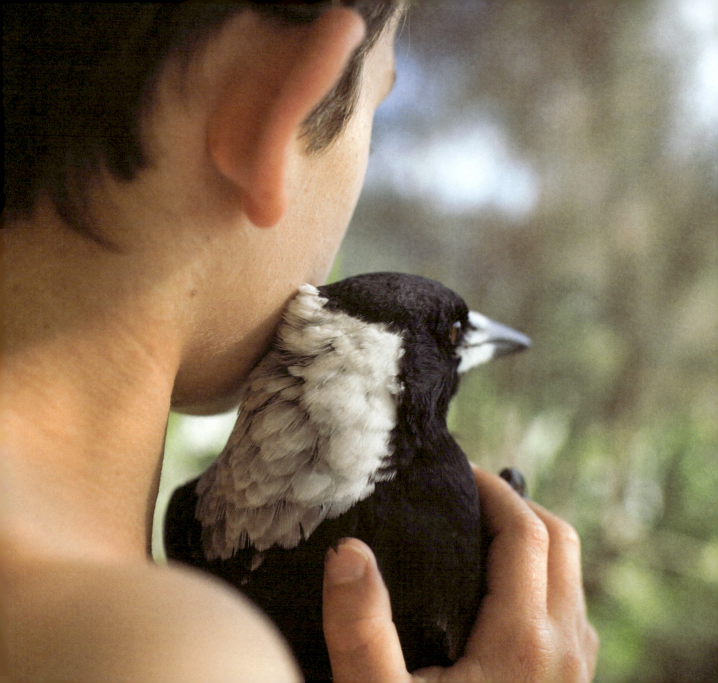

Prefácio

Nossa história é profundamente dolorosa de compartilhar, mas é igualmente bela e verdadeira.

Saiba que quando falo sobre as lágrimas, a raiva e a ansiedade, também estou falando sobre amor.

Rimos até chorar e choramos até dormir, pois esta é a natureza do amor.

O amor dói.

O amor cura.

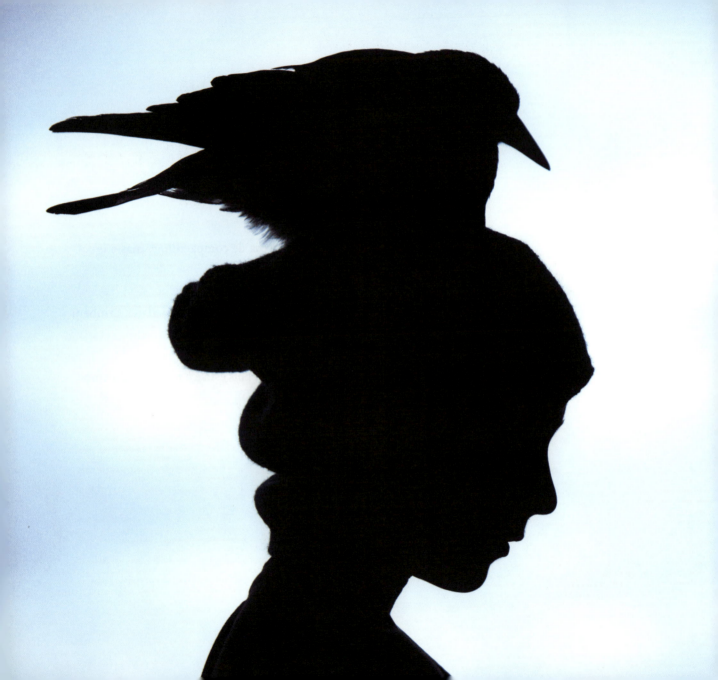

Prólogo

Eu me apaixonei por Sam enquanto saboreava uma torta. Ela estava vestindo calça jeans desbotada, camiseta branca e um avental azul royal sujo de farinha. Havia até um pouco de farinha na ponta do nariz dela. Sam era pequena, corajosa e uma gracinha.

Sam trabalhava na padaria dos pais em Newport Beach nos fins de semana e feriados enquanto fazia o curso de enfermagem na Universidade de Tecnologia em Sydney. Apesar da grade cheia de aulas e de passar várias horas no trânsito, ela iluminava a loja sempre que estava atrás do balcão. Não sei onde ela arranjava tanta energia.

Sam cresceu como uma verdadeira moleca. Quando criança, ela era tímida e calada, mas nunca parava quieta — provavelmente porque não conseguia. Quando não estava na escola ou andando de skate, ela fazia faxinas ou trabalhava como babá para ganhar um dinheiro extra. Mesmo adolescente, o objetivo dela já era conquistar a independência financeira. Sempre sorrindo e com uma divertida teimosia, Sam era a imagem do pai em todos os aspectos. Ela foi criada para amar o trabalho árduo, ter aversão à preguiça e rir da dor. Para ela, um dia cheio de afazeres era um bom dia e Tylenol era para os fracos.

Não consigo imaginar o que o pai de Sam pensou ao notar que eu estava a fim da filha dele. Eu não tinha o menor interesse em fazer faculdade e abandonei a escola assim que pude. Aos 13 anos, peguei a antiga câmera do meu pai e, a partir daquele momento, sabia exatamente qual era minha vocação. Três anos depois, venci um concurso de fotografia de surfe, cujos prêmios foram quarenta dólares e seis rolos de filme. Era tudo que um adolescente australiano convencido precisava para acreditar que estava destinado a ser o próximo Richard Avedon.

Não importava se eu estivesse aprendendo meu ofício no estúdio, revelando imagens em um quarto escuro ou fazendo algum trabalho na rua, quase todos os dias começavam e terminavam em cima de uma prancha de surfe. Não era por acaso que meu ponto favorito ficava do outro lado da rua da Surfside Pie Shop, a padaria dos pais de Sam, sempre que ela estava lá trabalhando. Como tinha memorizado os horários dela, eu pegava a última onda até a praia e seguia direto para a padaria, então pedia uma torta de carne e cogumelos quentinha, seguida por uma fatia de torta doce e uma conversa superficial. Enquanto comia as deliciosas guloseimas — batendo os dentes, pois estava molhado e com o short de surfe pingando, e cheio de areia nos pés —, eu conversava com Sam pelo máximo de tempo que ela me aturava, geralmente até a hora de fechar a padaria.

Quando eu estava com o short seco e me sentindo particularmente corajoso, chegava perto de Sam e me sentava ao lado dela no balcão, sorrindo como um idiota. Seu pai comandava a cozinha na parte de trás, com rosto vermelho e furioso por causa do calor dos fornos imensos. Os olhos injetados do homem sugeriam que flertar descaradamente daquele jeito seria perigoso, mas eu logo descobri que isso era basicamente causado por uma alergia a farinha e que, apesar da aparência de um bolinho duro como uma rocha, ele na verdade era uma maria-mole recheada e muito empático ao amor juvenil. Percebi que tinha chance com Sam quando ela me deu os cupcakes e enroladinhos de salsicha que não tinham sido vendidos e seriam jogados fora. Àquela altura, meu cachorro Bundy amava Sam quase tanto quanto eu.

Sam nunca foi uma típica garota praiana. Enquanto seus amigos tagarelavam sobre as fofocas do bairro, astros de cinema e Byron Bay, Sam falava sobre medicina, os livros de que gostava e os planos de visitar a África Ocidental depois de se formar. Além de ser linda e divertida, havia algo especial nela que eu achava difícil de definir. Embora mal chegasse a um metro e meio de altura, ela transmitia uma força serena. Eu me sentia energizado pelo amor que ela sentia pela vida e reconfortado por sua presença. Sam nem sempre tinha muito a dizer e nunca chamava atenção para si, mas tinha uma confiança capaz de fazer você acreditar que ela podia fazer tudo que desejasse. Hoje eu sei que isso é totalmente verdadeiro.

Tínhamos 19 anos quando saímos pela primeira vez. Após um ou dois drinques no Newport Arms Hotel, criei coragem para deixar Sam tomar a iniciativa de me convidar para uma festa em Bilgola Beach. E foi isso. Sam foi minha primeira, última e única namorada séria. Eu sabia que tinha encontrado o amor da minha vida.

Nosso casamento foi simples: amigos próximos e família se espremeram em nosso quintal em volta de uma chupá bem chique que pegamos emprestada de um casamento que eu tinha fotografado algumas semanas antes. Além do quanto Sam estava estonteante, não consigo esquecer as flores incríveis e o bolo de chocolate gigantesco feito pelo pai de Sam, que me aceitou como filho com lágrimas de alegria nos olhos. Antes que a festa saísse do controle, surpreendi minha noiva ao chamar uma companhia de dança maori para apresentar canções tradicionais e a dança cerimonial haka — que, admito, foi um pouco estranho de assistir, já que ninguém ali era da Nova Zelândia, mas mesmo assim, de algum jeito, foi perfeito. Ouvir a risada de felicidade de Sam me deu vontade de casar com ela outra vez.

Sam começou a trabalhar como enfermeira na ala de neurocirurgia do Royal Prince Alfred Hospital em Camperdown. Embora nosso primeiro lar tenha sido uma casa de terraço microscópica de 1900 no interior do oeste de Sydney, nós nunca perdemos as raízes litorâneas e sempre fazíamos uma peregrinação atravessando a cidade até a praia. Além do nosso amor pelo mar, tínhamos a mesma paixão por viagens. Sempre que conseguíamos fugir para explorar o mundo e vivenciar novas culturas, colocávamos a mochila nos ombros e partíamos rumo ao desconhecido.

Não tínhamos muito dinheiro, mas isso não importava, pois nunca ligamos para hotéis luxuosos ou pacotes de viagens de férias. Sam e eu gostamos de atividades ao ar livre, preferimos trilhas empoeiradas a ambientes urbanos, cabanas na lama a museus e comida de rua a restaurantes finos. Para nós, um salão de dança iluminado por lustres cintilantes parece simples quando comparado a um céu noturno cheio de constelações desconhecidas.

Para comemorar nosso décimo aniversário de casamento, fizemos uma trilha pela região do Mediterrâneo. O sonho de Sam de visitar o continente africano foi realizado mais de cinco vezes e incluiu viagens por Marrocos,

Senegal, Mali, Mauritânia, Burkina Faso, Costa do Marfim, Gana, Togo, Botswana e Etiópia. Também visitamos o Oriente Médio e conhecemos lugares que agora são completamente inacessíveis para turistas. Quanto mais longe íamos, mais profundamente nos apaixonávamos. Quanto mais profundamente nos apaixonávamos, para mais longe queríamos viajar.

Muitas das minhas lembranças mais preciosas e inesquecíveis são de momentos com Sam durante esses passeios tortuosos e felizes. Nunca esquecerei a escalada no monte Nemrut, na Turquia, antes do amanhecer; quando cavalgamos até a Pirâmide de Djoser (a primeira construída no Egito) em cavalos árabes; ou quando estivemos juntos perto das muralhas do castelo Fakhr-al-Din al-Maani, erguido no alto das ruínas da Idade do Bronze, em Palmira, na Síria.

Mas não visitávamos apenas cidades perdidas e terrenos difíceis: também passamos uma semana explorando as ruazinhas labirínticas de Roma e comendo massa caseira até acharmos que iríamos explodir. E depois comemos mais um pouco. Sempre amamos os sabores "exóticos" e conhecer a culinária regional dos países que visitávamos; isso era uma parte importantíssima da nossa vida. Afinal, a comida nos uniu.

Sam e eu nos sentíamos abençoados por viver essas experiências espetaculares e só desejávamos que nossos filhos e netos pudessem curtir uma oportunidade parecida algum dia. Nunca imaginávamos que pararíamos de viajar. Na verdade, esperávamos voltar ao continente africano o mais rápido possível, mas a vida tinha planos maiores para nós. Planos concebidos em uma tenda frágil nas planícies do Quênia. Fiquei nas nuvens quando

Sam descobriu que estava grávida. Adoravelmente estoica com sua barriga enorme, quase maior do que ela, minha esposa andava pela casa como um besouro determinado.

A primeira gravidez foi a mais difícil. Sam queria parto natural, mas, após 22 horas de trabalho de parto, a situação se complicou. Ficou evidente que nosso bebê estava em sofrimento fetal, então a equipe obstétrica lutou para fazer uma cesariana de emergência. Na pressa para trazer à vida nosso filho de maneira segura, a anestesia peridural falhou, e Sam sentiu o bisturi do cirurgião rasgando sua carne. De alguma forma, ela conseguiu suportar a dor agoniante. O rosto de Sam ficou mortalmente pálido, mas ela só apertou minha mão com força, sem gritar. Acredito que nada neste mundo poderia ter aliviado aquela dor terrível a não ser ver o rostinho perfeito do nosso bebê, Rueben.

Após uma experiência tão assustadora, eu teria entendido perfeitamente caso Sam nunca mais quisesse enfrentar outro parto na vida, mas ela ado-rou ser mãe e queria aumentar a família. Por incrível que pareça, quando chegou a hora do parto de nosso segundo filho, Noah, Sam estava tão calma e confiante que decidiu ir comigo para o hospital na garupa de nossa Vespa prateada — uma série de rostos chocados e sorridentes nos cumprimentou quando entramos no estacionamento da maternidade. Dois anos depois, o pequeno Oliver veio ao mundo, e nossa família ficou completa.

Nessa época nós tínhamos voltado para o lugar onde crescemos e mo-rávamos em Northern Beaches, em Sydney. Sam se afastou do trabalho integral como enfermeira para criar nossos três impetuosos filhos, e, com o advento da fotografia digital, eu podia trabalhar de casa e ser um pai presente. Era o paraíso.

Com três garotos semisselvagens para cuidar, não era mais possível rodar o mundo como antes, mas isso não significa que diminuímos o ritmo. Sam e eu saíamos para surfar e nadar na praia sempre que possível. Ela também andava de skate, corria e pedalava mountain bike, além de jogar futebol e, como se não bastasse, ia para a academia malhar regularmente. Não surpreende que os meninos tenham seguido o exemplo da mãe e se dedicado a vários esportes antes mesmo de aprender a amarrar os sapatos — nossa garagem era cheia de bicicletas de corrida, pranchas de surfe, skates, chuteiras enlameadas e bolas de rúgbi.

Conforme comemoravam mais um aniversário, nós ficávamos cada vez mais empolgados pelo fato de os meninos estarem quase com idade suficiente para que pudéssemos compartilhar com eles o nosso amor por viagens de aventura. Sonhávamos com todo tipo de itinerário internacional, mas estávamos tão ocupados tentando manter a casa em ordem, o intenso ritmo de trabalho e cuidar da educação e das atividades dos nossos filhos que começamos a imaginar se algum dia voltaríamos a entrar em um avião. Porém, quando o pai de Sam morreu, soubemos que simplesmente precisávamos arrumar um tempo. Perder uma pessoa tão querida foi um golpe duro e nos ensinou que, como pais, precisávamos criar o máximo possível de lembranças felizes com nossos filhos.

O Egito foi nossa primeira escolha. Queríamos mostrar aos meninos que história antiga era história viva. Infelizmente, as condições pioraram desde a última viagem que havíamos feito ao Oriente Médio, e lá não era mais lugar para turistas estrangeiros, muito menos acompanhados de crianças pequenas. Decidimos que nossa primeira grande aventura em família seria perto de casa. Então escolhemos a Tailândia, um país fascinante sobre o qual tínhamos ouvido maravilhas.

Fomos até Phuket, que, para nossa surpresa, tornou-se o destino de praia mais popular do sudeste asiático. Os moradores se mostraram adoráveis e as praias eram lindas, mas a cultura tailandesa que desejávamos mostrar a nossos filhos era quase invisível dentro daquela cidade que era efetivamente uma grande festa internacional para mochileiros adolescentes. Como fomos com expectativas muito altas, Sam e eu ficamos desanimados, mas de maneira alguma derrotados. Achamos ótimo ver os outros turistas se divertindo, mas não tínhamos passado dez horas em um avião para ver nossos meninos impressionáveis comendo hambúrgueres e abafando o riso diante de camisetas com dizeres ofensivos.

Após um refrescante mergulho no mar de Andaman para nos recompor, pensamos em nossas opções durante uma refeição de frango satay e arroz. Antes de o sol se pôr, já tínhamos planejado a fuga: iríamos para Chiang Mai e além, seguindo vários quilômetros para o norte. Lá, procuraríamos os povos nativos da Tailândia pelas fronteiras montanhosas com Myanmar e Laos. No caminho, faríamos paradas ao longo do litoral, com o objetivo de relaxar e conhecer a autêntica vida rural tailandesa.

A família Bloom entrou em uma minivan na manhã seguinte e dirigiu rumo a leste e noroeste pela Phetkasem Road, a rodovia mais longa da

Tailândia. Seis horas depois, tínhamos atravessado a península da Malásia até o mar do sul da China e parado em uma pequena aldeia litorânea do golfo da Tailândia, bem a tempo do jantar. Foi perfeito.

No outro dia, quando surgiram os primeiros raios de sol, acordamos ansiosos para explorar a região. Com exceção dos coqueiros, a praia estava vazia. A água estava convidativa, então todos nós mergulhamos e passamos três horas rindo e brincando como bobos felizes. Para Sam e eu, a sensação de alegria e de alívio eram palpáveis. A Tailândia finalmente estava se transformando na aventura familiar dos nossos sonhos.

Enquanto os meninos brincavam e brigavam na beira do mar, Sam colocou uma camiseta turquesa e uma bermuda preta de praia por cima do biquíni. Sob a liderança dela, nos secamos, vestimos camisas, calçamos chinelos e fomos à recepção do hotel, onde perguntei sobre aluguel de bicicletas. Nosso objetivo para o dia era simplesmente pedalar pelos arredores para conhecer melhor de onde estávamos e o que a região tinha a oferecer.

Ninguém havia comido, talvez por causa do calor e da umidade, mas nós estávamos com mais sede do que fome, apesar de termos acordado cedo e tido uma manhã agitada. A senhora gentil que trabalhava no bar perto da recepção se ofereceu para fazer um suco de frutas tropicais colhidas na hora com lascas de gelo para a gente. Era justamente do que precisávamos. Os meninos escolheram combinações de abacaxi, manga e água de coco, basicamente para ver a senhorinha tailandesa manejar com destreza um imenso facão para abrir o coco. Sam e eu pedimos suco fresco de mamão com um pouco de combava. Imediatamente o sal marinho saiu da minha boca. Acho que nunca provei algo tão refrescante.

Enquanto saboreávamos alegremente o suco, olhamos o pátio e vimos uma escada em espiral que levava a um terraço com mirante. Assim que terminamos o suco, fomos até lá para nos orientar. Ficamos felizes da vida quando descobrimos que ali, apenas dois andares acima, era possível ter uma visão privilegiada e infinita de todas as direções. Sam e os garotos inspecionaram a infinita faixa de areia em busca de locais promissores para o surfe, uma raridade no golfo. Ao olhar além da praia, notei que estávamos bem mais isolados do que pensei, cercados de coqueiros e plantações de abacaxi, além de vários búfalos asiáticos parecendo sonolentos.

Eram quase onze da manhã, e a sensação era de que tudo estava quente e parado. A não ser por um galo orgulhosamente desgrenhado que voava para os poleiros nos galhos de uma imensa seringueira nas proximidades, quase nada se mexia. Detectei um templo budista brilhando e cintilando ao longe, então tirei algumas fotos e fiz uma nota mental de aonde poderíamos ir de bicicleta após o almoço — ou talvez mais tarde, quando estivesse mais fresco.

E aí, o tempo parou.

Foi quando ouvi um ruído pavoroso de sinos quebrando, um som violento de metal batendo na pedra.

Sam tinha se apoiado na grade de segurança, composta por uma fileira de estacas de aço paralelas presas a pilastras de concreto por meio de mourões de madeira que pareciam fortes, mas que estavam totalmente podres.

A grade desabou, e foi o ruído das estacas girando contra o cimento duro e azul de uma altura de seis metros que fez meus ouvidos zunirem e me chamou a atenção.

Assustada com a queda do parapeito, Sam perdeu o equilíbrio. Ela balançou na beira do terraço durante segundos que pareceram infinitos, inclinando-se para trás em um ângulo impossível, com os braços finos agitando-se loucamente e os dedos estendidos como se pudessem encontrar impulso no ar e sair voando.

E então ela foi.

Ela não gritou. Eu não a ouvi bater no chão. Um silêncio terrível abafou meus ouvidos. Minha mente ficou em branco; todos os pensamentos se apagaram instantaneamente exceto um, em um flash ofuscante de medo e terror. Deixei o copo de suco cair e corri até a borda. Olhar para baixo foi mais estarrecedor do que eu poderia ter imaginado. Sam estava no chão, toda torta, seis metros abaixo.

Ela estava completamente imóvel.

Perdi a noção do tempo e do espaço. Subitamente, eu estava ajoelhado ao lado de Sam. Ela estava inconsciente, mas viva. Muito mal.

O impacto violento jogou os chinelos vermelhos para longe, e os óculos de sol também sumiram. As pálpebras de Sam não estavam muito fechadas, então eu podia ver a parte branca inferior dos olhos dela. Isso era suficientemente angustiante, mas quando vi horrendos ossos proeminentes no meio das suas costas, uma protuberância ameaçadora do tamanho do meu punho forçando o tecido da camiseta para cima, eu temi o pior.

Sam tinha mordido a língua, os dentes trincados estavam sujos de sangue e cada respiração áspera e profunda era um assobio fraco e espectral. Tentei abrir a boca de Sam para liberar as vias aéreas, mas a mandíbula estava travada. Rasguei minha camisa e a transformei em um pequeno travesseiro, depois tentei virar o rosto dela para o lado cuidadosamente, para deixá-lo melhor posicionado. Porém, assim que minhas mãos tocaram a cabeça da minha esposa, imediatamente ficaram mornas e molhadas. O sangue brotava do cabelo louro em todo lugar para onde eu olhava. A cabeça tinha se aberto em dois lugares. Não importava em que lugar eu pusesse as mãos, como eu repartia o cabelo ou a firmeza com que pressionava minha camisa ensopada de sangue contra a cabeça dela em uma tentativa de compressa, eu não conseguia impedir o sangramento ou encontrar as feridas irregulares que originavam o sangue. Olhei para baixo e vi o rosto angelical de Sam no centro de um halo carmesim que só aumentava, enquanto o sangue formava uma poça no concreto. A esperança desapareceu do meu coração.

Gritei por ajuda. Tentei desesperadamente, fiz de tudo para confortar minha esposa que tinha perdido a consciência. Gritei por uma ambulância. Gritei por ajuda de novo. Eu precisava que alguém, qualquer pessoa, segurasse meus filhos. Não queria que eles vissem a mãe daquele jeito. Mas quando olhei para cima, os três estavam de pé bem ao meu lado, em silêncio e pálidos.

Noah não emitiu som algum, mas lágrimas quentes corriam pelo rosto dele. O horror foi demais para o pequeno Oli, que vomitou. Rueben, o mais velho, fez o seu melhor para ser forte, mas, quando tentou falar, a voz saiu como um sussurro fantasmagórico:

— A mamãe vai morrer?

Até hoje eu não consigo lembrar o que respondi. Se é que eu dei alguma resposta.

Outros turistas e moradores locais apareceram rapidamente; alguns confortaram os meninos, enquanto outros se abaixaram ao meu lado para ajudar fazendo qualquer coisa que eu pedia. Rueben correu até a recepção para chamar uma ambulância. Em vinte minutos os paramédicos chegaram e assumiram o controle, prendendo Sam a uma longa maca alaranjada e levando-a até a ambulância. Corri atrás de minha querida esposa, aos tropeços, querendo fazer tudo que pudesse para salvá-la, mas incapaz de fazer qualquer coisa.

Sam continuaria naquela maca alaranjada pelos próximos três dias, sendo passada de um pronto-socorro para o outro até fazer a longa e difícil viagem do centro médico local para o hospital maior perto de Bangkok. Ela acordou e apagou várias vezes; estava com dores horríveis, tateou as correias que a prendiam à maca e tentou tirar a máscara e os tubos que a mantinham viva. Nos breves momentos de consciência e compreensão, Sam tentava falar comigo e começava a chorar.

Uma equipe de cirurgiões queria operá-la imediatamente, mas a pressão sanguínea de Sam não tinha estabilidade para resistir a uma cirurgia, então nós esperamos. Muito. Eles me disseram que havia apenas "uma chance de ela sobreviver".

O cônsul da Embaixada Australiana foi da capital para me ajudar a cuidar dos meninos e instalá-los em um hotel nas proximidades. Em algum momento, eu tomei banho, troquei de roupa, tentei me alimentar e dormir, mas o estado grave e o sofrimento de Sam me absorviam totalmente. Eu queria ficar perto da minha esposa o tempo todo, com medo de perder seu último suspiro, apavorado com essa possibilidade.

Quando ela finalmente saiu do centro cirúrgico e sua maca foi colocada numa baia com aparelhos de respiração artificial de alta tecnologia na UTI, eu recebi o relatório completo: o crânio de Sam fora fraturado em vários locais, causando sangramento e várias lesões. Os dois pulmões haviam sido perfurados e um deles tinha entrado em colapso, porque a cavidade torácica se encheu de sangue. Não havia um órgão no corpo dela que não tivesse sido afetado, e havia fraturas nas vértebras T6 e T7, logo abaixo das escápulas.

Quando acordou da anestesia, Sam conseguiu respirar sozinha, o que foi um alívio imenso, mas ela ainda não sentia as pernas. Porém, os ferimentos nas costas eram tão graves que, segundo os médicos, ela provavelmente estava em choque espinhal, e os sinais nervosos voltariam aos poucos, à medida que o inchaço diminuísse, em um período de seis a oito semanas.

Embora a língua estivesse melhorando, as assustadoras lesões na cabeça causavam enxaquecas constantes que dificultavam ainda mais sua fala. Quando os meninos tiveram permissão para visitá-la e viram o rosto terrivelmente inchado de Sam pela primeira vez, Noah ficou paralisado, achando que a mãe estava morta. Quando ela finalmente conseguiu falar, não foi para reclamar ou procurar nossa piedade, e sim para se desculpar repetidamente por arruinar nossas férias em família. O altruísmo e a coragem de Sam eram extraordinários, mas não contagiosos. Eu não consegui segurar as lágrimas, e logo todos nós estávamos chorando.

As semanas se arrastaram, com pouco ou nenhum sinal de melhora. Sam tinha perdido o olfato e o paladar e não tinha reflexos abaixo da nefasta lesão nas costas. Mas ela continuou positiva e recusava medicamentos para a dor o máximo que podia, esperando sentir o primeiro formigamento que seria o início da recuperação total. Quando a situação foi considerada estável para viajar, Sam pegou um avião de volta para um hospital em Sydney, onde esperou pacientemente por notícias melhores. Nunca chegaram.

Quando eu não estava presente, um médico insensível disse a Sam de forma brusca que era óbvio que ela nunca mais iria andar. Minha corajosa esposa ficou devastada. Como ela se comprometeu com o processo de reabilitação após esse grande golpe, eu não sei. Mas ela conseguiu. E com uma dedicação impressionante.

Levou sete meses para Sam receber alta. Os meninos e eu ficamos exultantes por tê-la em casa de novo, mas, apesar de todos os sorrisos, cada um de nós estava com o coração partido e com medo. A aparência de festa mal disfarçava nossa sensação de desesperança.

Sam fez de tudo para parecer otimista por nós, mas estava evidente que era um esforço. Cada dia era uma batalha que ela não conseguia vencer. Incapaz de fazer o que gostava ou poder colocar sua energia em algo, ela ficou à margem da vida familiar, assistindo e desejando mais. Em silêncio, Sam viveu o luto pela perda da pessoa que ela era. Minha esposa chorava até dormir e chorava para acordar. Ela se animava sempre que os meninos corriam para vê-la, mas eu sentia que pela primeira vez a força interior de Sam começava a vacilar. Ela não era mais aquela força da natureza que sempre fora. Os sorrisos ficaram menos radiantes e menos frequentes. O tempo que ela levava para sair do quarto de manhã ficava mais longo a cada dia. Ela não queria mais acordar.

Sam se sentia absolutamente perdida e derrotada. Eu via a luz nos olhos dela se apagando e sabia que ela estava partindo deste mundo.

O fato de um espírito tão impetuosamente livre e apaixonado estar preso à dor e a uma cadeira de alumínio e nosso amor não ser capaz de mudar isso era um sofrimento grande demais para todos nós.

Procurei informação e apoio em todos os lugares que consegui, mas nada parecia ajudar.

Eu estava perdendo o amor da minha vida de modo lento, gradual e inevitável.

Até que Penguin apareceu.

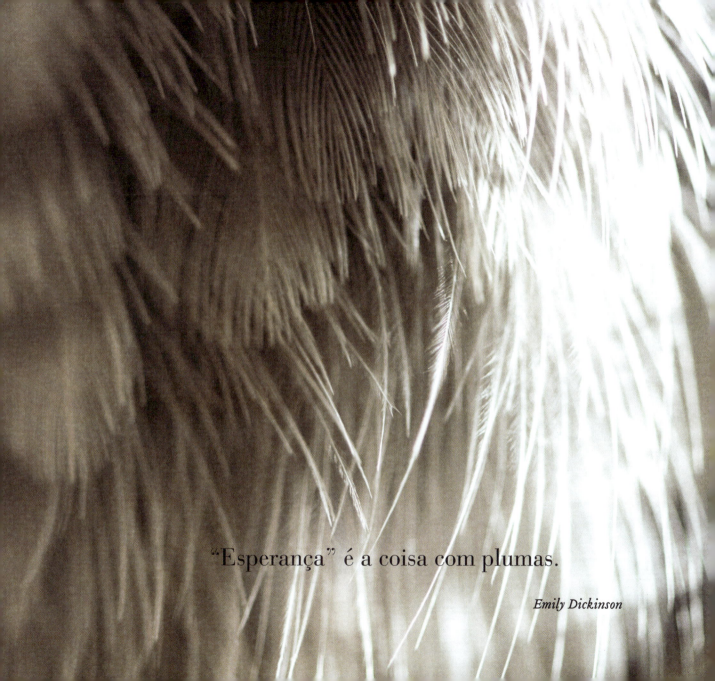

"Esperança" é a coisa com plumas.

Emily Dickinson

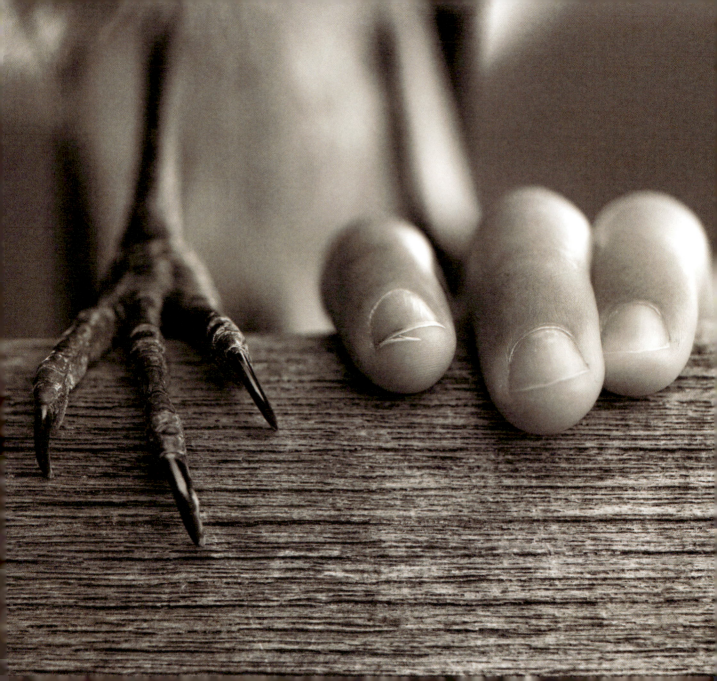

Penguin Bloom

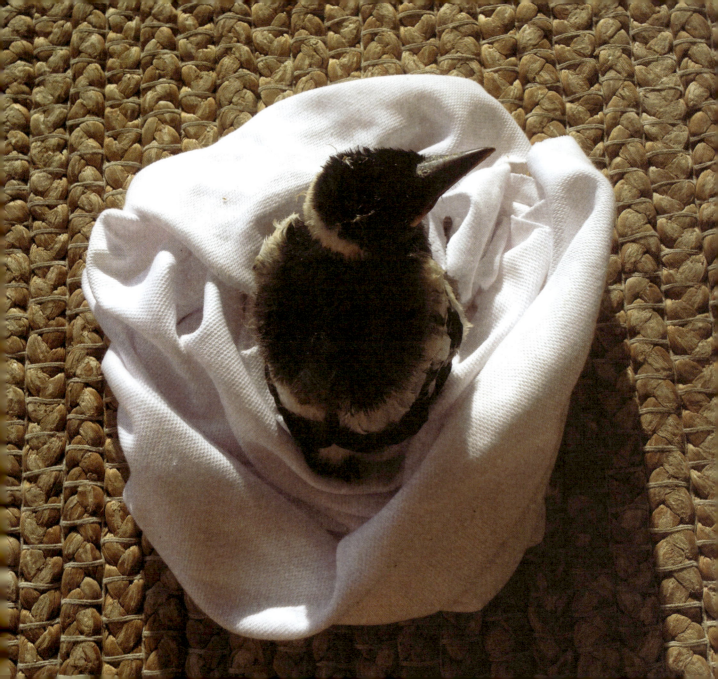

Anjos vêm em todas as formas e tamanhos.

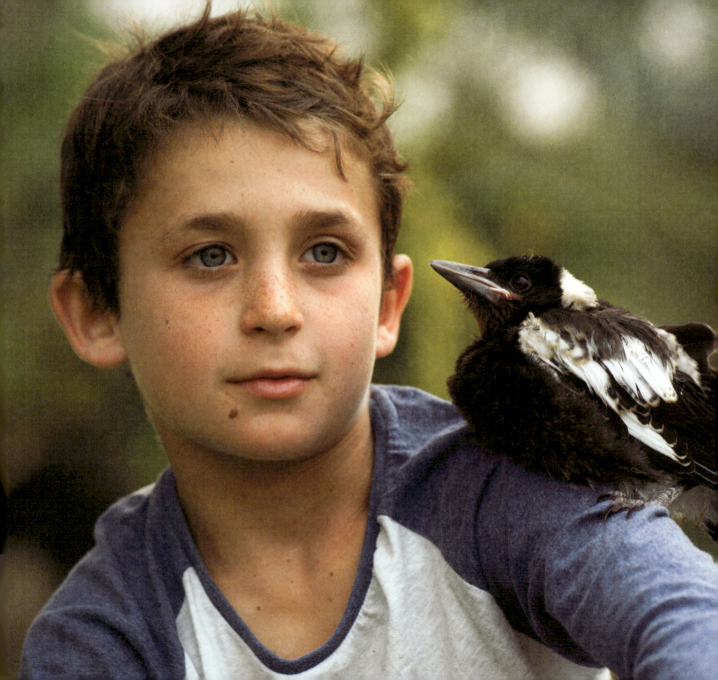

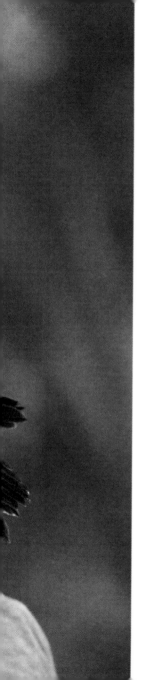

Penguin era só uma pequena e frágil filhote de pega australiano quando meu filho Noah a encontrou no chão do estacionamento perto da casa da avó.

Rajadas de vento da costa haviam jogado a pobrezinha para fora do ninho, em um imponente pinheiro com 18 metros de altura na ilha Norfolk, e ela foi girando e quicando pelos galhos até cair pesadamente no asfalto frio.

Uma das asas pendia languidamente ao lado do corpo e, embora muito machucada para grandes movimentos, ela teve uma sorte incrível de sobreviver a uma queda tão horrenda.

Mas ainda não estava fora de perigo. Sem cuidado imediato, ela teria morrido em poucas horas.

Nossa família já havia testemunhado tragédias para uma vida inteira, e não iríamos ficar parados enquanto outra acontecia. Sam deixou Noah pegá-la e, com a avó ao volante, foram rapidamente para casa.

33

Sem conseguir encontrar um abrigo para resgate de animais capaz de receber um filhote de pássaro machucado, Sam e eu decidimos que cuidaríamos dela até que estivesse totalmente curada e ficasse forte o bastante para se virar sozinha, não importasse quanto tempo fosse necessário. Se falhássemos em nossa tarefa, então a deixaríamos descansar no quintal. De qualquer modo ela ficaria conosco.

Os garotos imediatamente a batizaram de Penguin, graças à penugem preta e branca, e o nome pegou.

Nossos três filhos subitamente ganharam uma irmãzinha: senhorita Penguin Bloom.

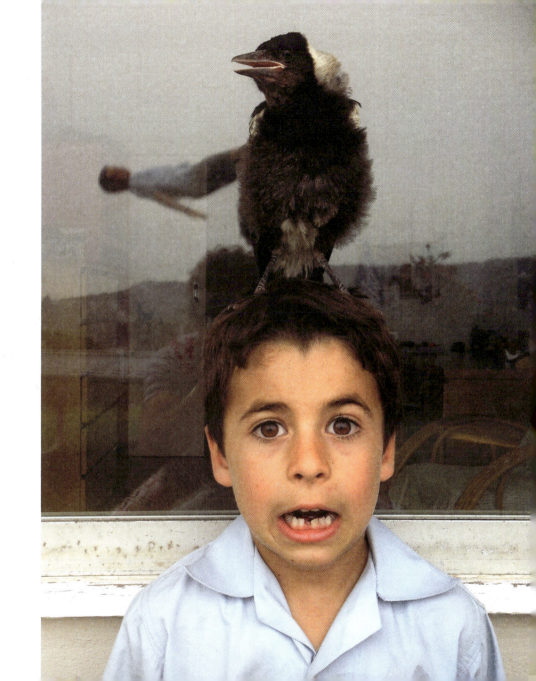

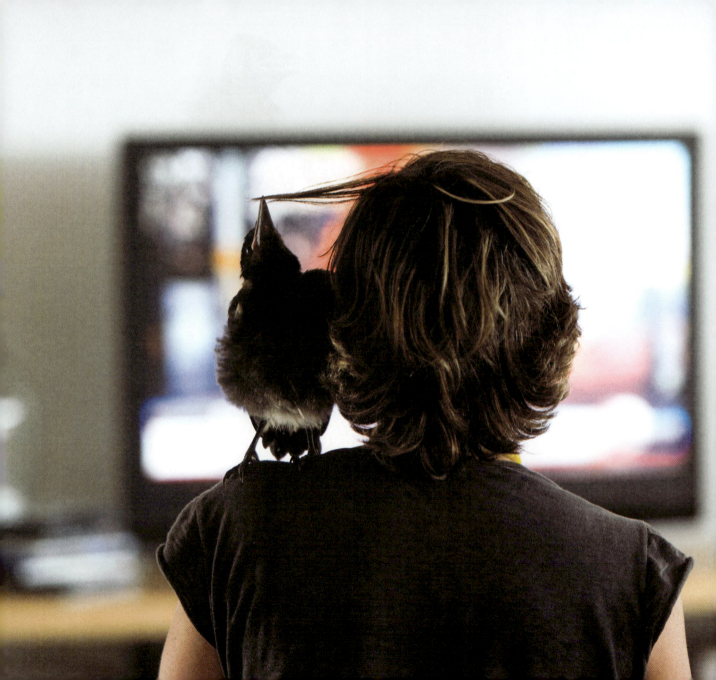

Não havia gaiola em casa, e nem era nossa intenção comprar uma. Penguin era um pássaro selvagem, e não queríamos que ela crescesse de outra forma. Fizemos um ninho simples com as hastes de um antigo cesto de roupas sujas e o forramos com tecido macio de algodão para deixá-la aquecida.

Não é fácil cuidar de qualquer criatura doente ou machucada, e isso é particularmente verdadeiro quando a criatura é um filhote de pássaro, como logo descobrimos. Nossa garotinha deu bastante trabalho. Cuidar de Penguin, especialmente nessas primeiras semanas, exigiu um comprometimento enorme.

No início, Penguin precisava ser alimentada a cada duas horas. Noah, Oli e Rueben se revezavam na alimentação antes e depois da escola, enquanto Sam e eu assumíamos as funções de chef de cozinha e babá no resto do dia.

Embora fazer com que Penguin comesse, bebesse e descansasse fosse uma vitória e tanto, a recuperação dela continuava incerta.

Apesar de sua asa danificada não estar tão quebrada quanto tínhamos temido, parecia improvável que Penguin conseguisse voar de novo, pois ela ficou muito debilitada pela queda e adoecia com facilidade.

Houve vários dias em que ela se recusava a comer e parecia tão apática que pensávamos que a perderíamos.

Algumas noites, quando a colocávamos na cama, chegávamos a nos questionar se ela sobreviveria até o dia seguinte.

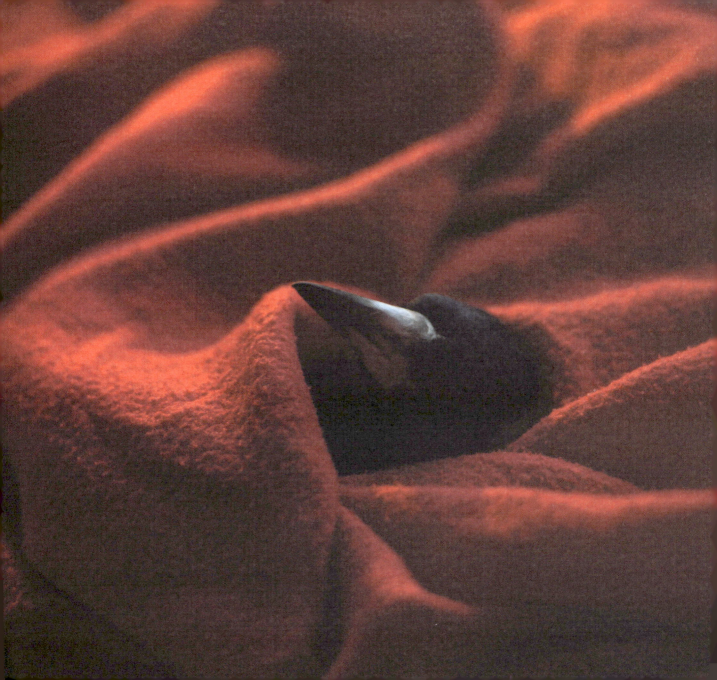

Apesar dos obstáculos, continuávamos a fazer de tudo pela menor integrante da nossa família. Brincávamos com ela, cantávamos para ela e a estimulávamos a comer bem e exercitar a asa machucada. Com o tempo, muita paciência e um amor enorme, Penguin cresceu e ganhou confiança.

Para um filhote de ave, a envergadura de suas asas não era particularmente impressionante, e ela mais parecia uma bola felpuda e agitada com bico. Mas, de vez em quando, era possível ter um vislumbre da orgulhosa deusa aérea que Penguin estava destinada a ser.

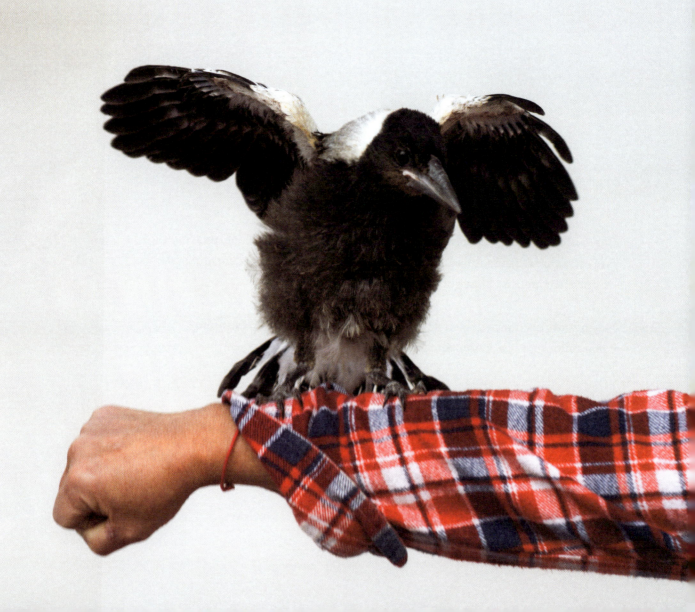

Como acontece com a maioria dos adolescentes, Penguin passou por uma fase estranha. Quando as penas adultas começaram a crescer, ela entrou no que chamamos de "fase gótica".

No entanto, ela nunca deixou de ser incrível de um jeito único, estranho e maravilhoso, e nós certamente não a amamos menos.

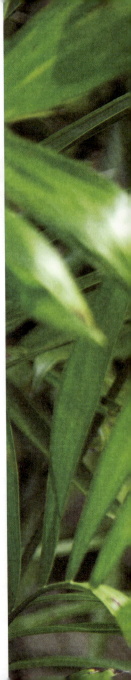

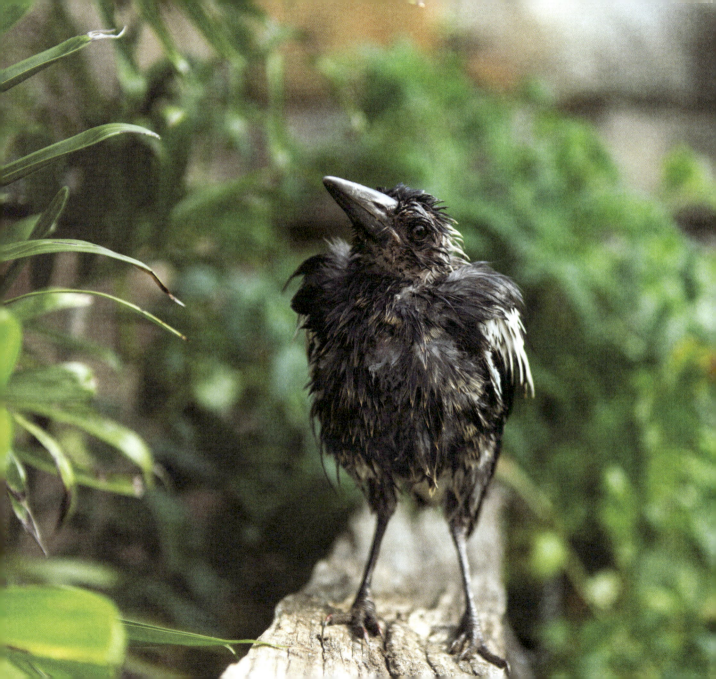

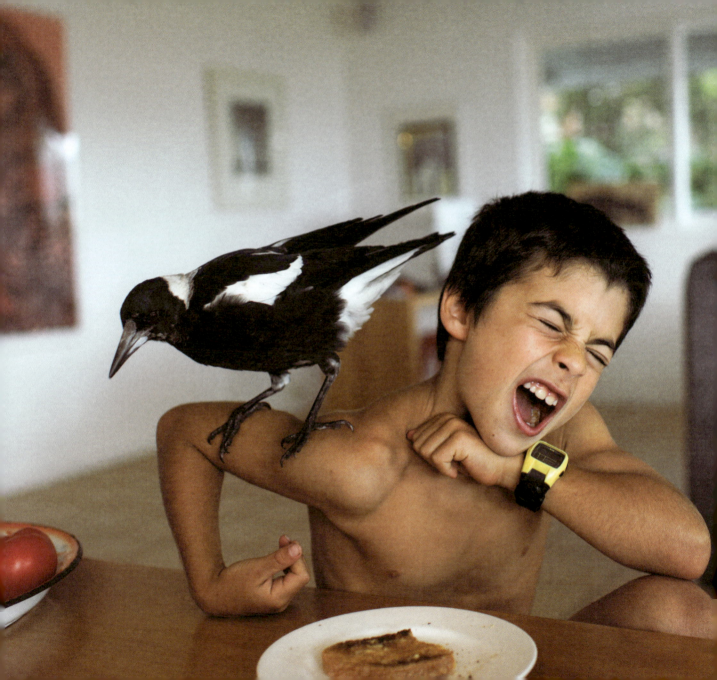

Como tantas irmãs caçulas, ela logo aprendeu a enlouquecer os irmãos mais velhos sem sofrer as consequências. Porém, eles sempre faziam as pazes no fim e continuavam sendo grandes amigos.

Sam e eu precisávamos admitir que era uma graça ver as "crianças" crescendo juntas.

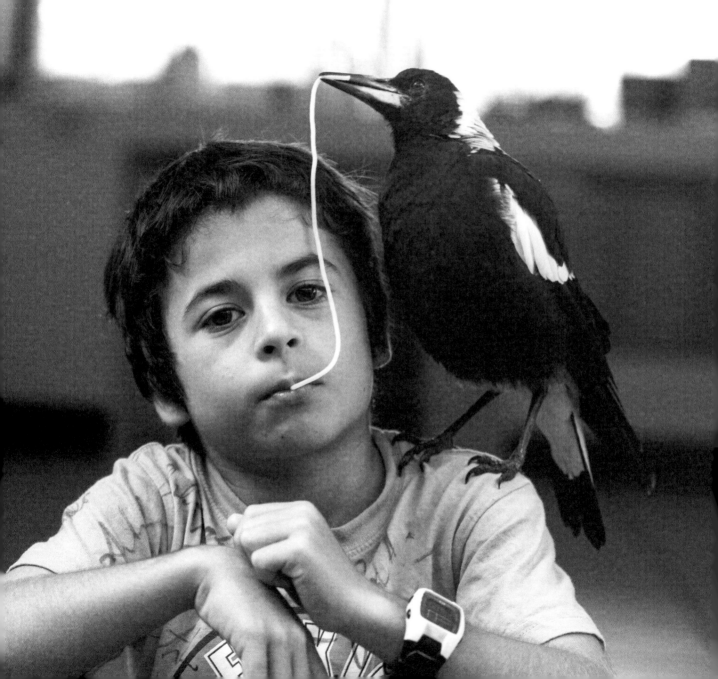

A força de Penguin aumentou junto com a curiosidade dela. Nós jamais a pusemos em qualquer tipo de cativeiro, então ela sempre pôde ir aonde bem entendesse.

Não demorou muito até que ela começasse a buscar a própria comida no quintal para complementar sua dieta. Era perceptível que estava ficando cada vez mais independente.

Apesar de estar livre para ir embora, Penguin ainda escolhia dormir dentro de casa. Estávamos felizes por ela gostar de morar conosco, mas também queríamos que ela seguisse seu instinto natural e desenvolvesse comportamentos adequados a um pássaro pega australiano.

Embora, para ser honesto, não fizéssemos a menor ideia de que comportamentos seriam esses.

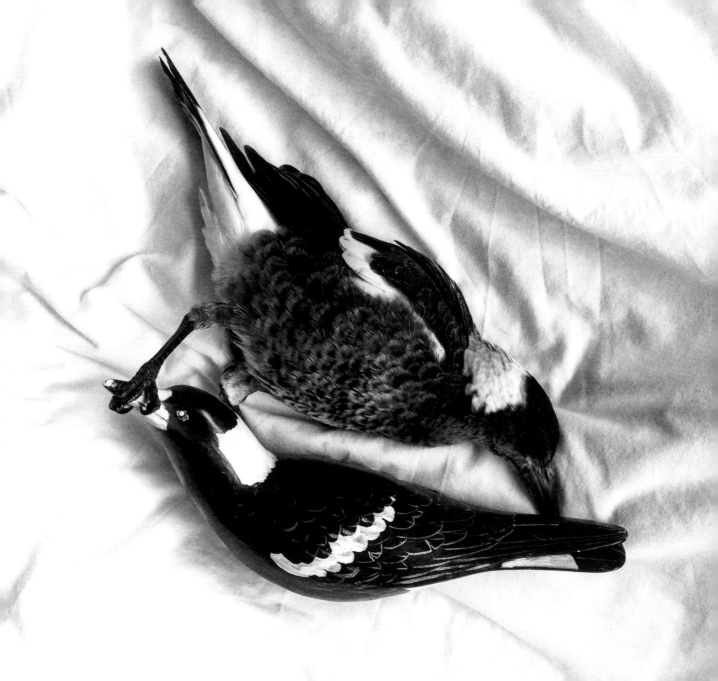

Para o bem de Penguin, ela precisava ficar mais tempo ao ar livre. Sua saúde e seu bem-estar a longo prazo dependiam de ela conseguir se cuidar em seu ambiente natural, e jogar videogame e assistir a filmes dificilmente podiam ser considerados o modo apropriado de se preparar para essa importante transição.

Além disso, deve ser dito que não existe o equivalente a ensinar um pássaro pega australiano a usar o penico — ao menos não pelo que sabemos. Após Penguin deixar sua marca nos móveis, no carpete, na cabeceira das camas, nas cortinas, nos bonés, na televisão e nos computadores pela enésima vez, decidimos que ela já estava na idade de ter o próprio apartamento.

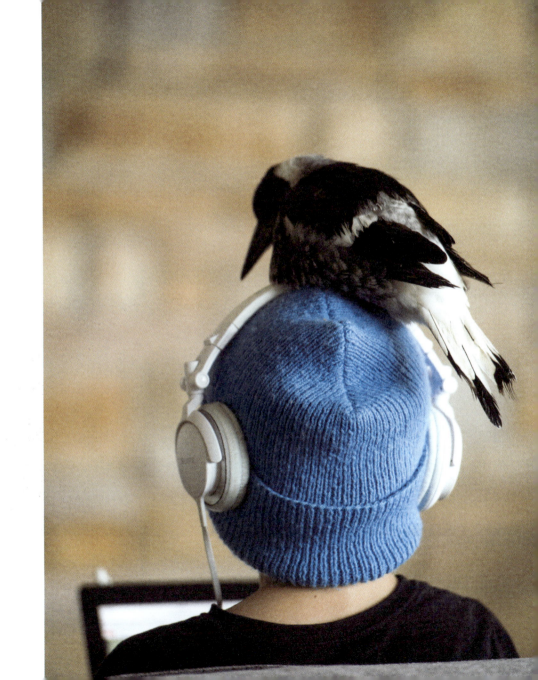

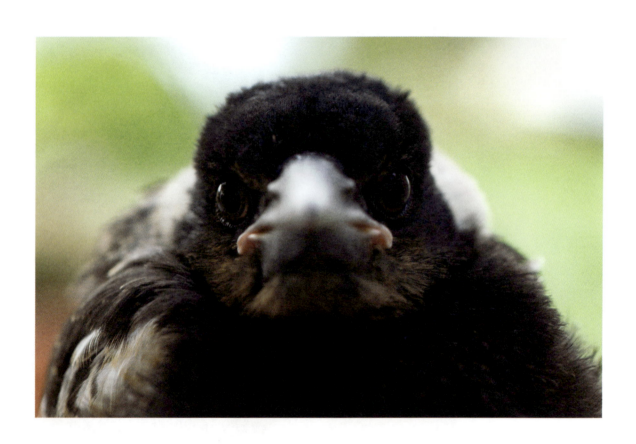

Mas essa não foi uma decisão muito popular.

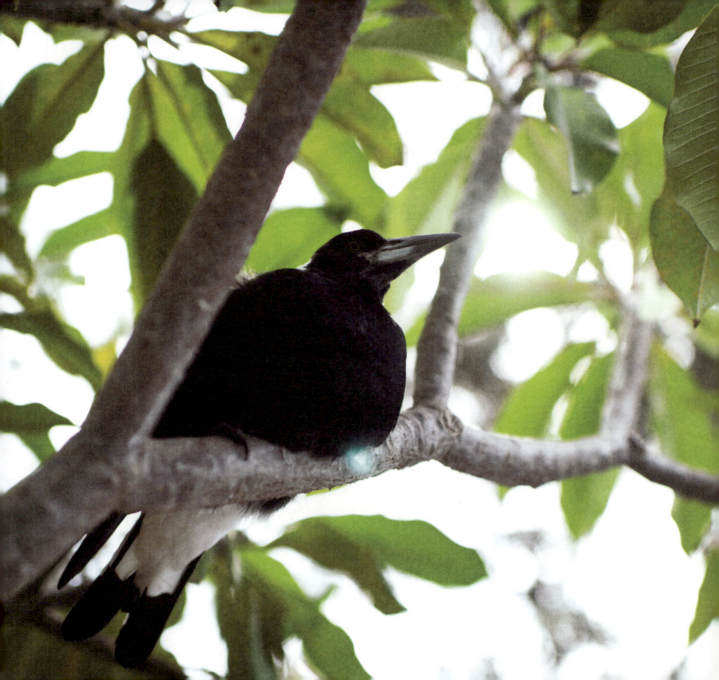

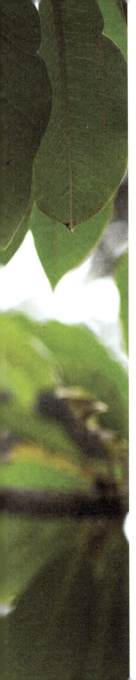

Felizmente, havia um grande pé de jasmim-manga em nosso quintal, com galhos baixos e de fácil acesso, do qual Penguin sempre pareceu gostar, e então, esta passou a ser a principal residência dela.

Como ainda estava bem perto de casa, ela poderia nos visitar se tivesse vontade, o que fazia com bastante frequência. Mesmo assim, foi um momento difícil para Penguin. Também não foi fácil para nós vê-la seguir seu destino rumo ao desconhecido.

Nós nos preocupávamos com ela o tempo todo.

E por um bom motivo.

As pegas podem ser ferozmente territorialistas, e às vezes Penguin apanhava de uma gangue de pássaros locais valentões, que a derrubavam, arranhavam e a atacavam com suas garras, arrancando penas e bicando seus olhos.

Nossa corajosa menina se defendia, mas era horrível vê-la machucada e sentindo dores.

E, sem dúvida, era de partir o coração vê-la perceber que tamanha maldade fazia parte do seu mundo.

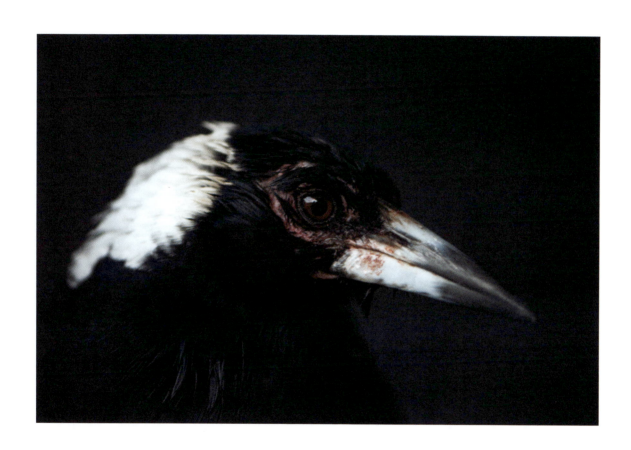

Contudo, é preciso dar a ela o devido crédito: Penguin nunca deixou que seus opressores violentos acabassem com seu ânimo. Os pegas australianos são conhecidos pela beleza do canto, e Penguin foi abençoada com uma voz maravilhosa. Ela ama cantar e faz isso por várias horas.

Penguin sempre parece saber exatamente quando nossos meninos voltam da escola. Às15h30 sem falta ela se posiciona na laranjeira em frente à nossa casa, esperando eles aparecerem na esquina. Assim que ela ouve os meninos se aproximando, começa a cantar, e os garotos respondem felizes da vida, da melhor forma que podem, em uma imitação distorcida de pássaro pega australiano. Eles seguem cantando um para o outro, repetidamente, formando um coro feliz de saudações.

Da mesma forma, sempre que Sam e eu surgimos na garagem de casa, ela emite um gorjeio alto e melodioso para nos receber. Em seguida, bate as asas, sacode as penas da cauda com empolgação e voa até a porta da frente para que a deixemos entrar.

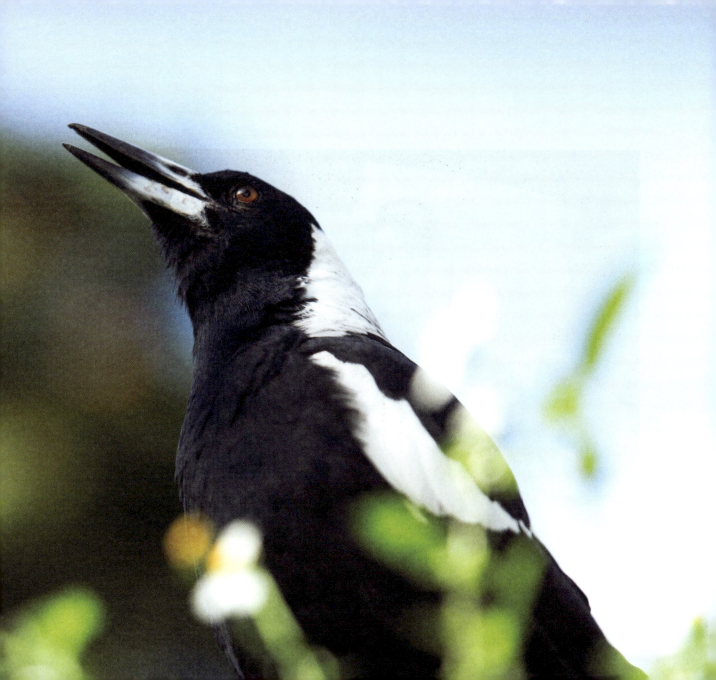

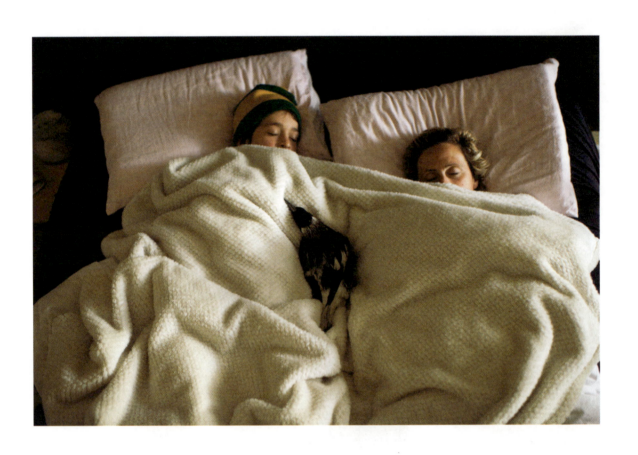

Manter Penguin fora de casa é um desafio no qual gostamos bastante de fracassar. Embora tenha se mudado de vez, Penguin sempre será bem-vinda em nossa casa — algo que ela parece ter aceitado muito bem.

Fazemos de tudo para que ela durma no seu poleiro no jasmim-manga, mas, se por acaso deixamos uma janela aberta, ela voa para dentro de casa ao nascer do sol, segue pelo corredor até um dos quartos como um velociraptor empolgado e se empoleira na cabeceira da cama para dormir mais um pouco.

Penguin não podia ter chegado em um momento melhor, e com isso na verdade eu quero dizer em um momento mais terrível.

Existem algumas cenas que crianças jamais deveriam ver, e assistir à mãe sofrer um acidente grave e quase morrer sem dúvida é uma delas.

Quando Sam finalmente voltou para casa após mais de seis meses no hospital, ela podia estar fora de perigo, mas a dolorosa realidade de sua condição tinha apenas começado a ser assimilada.

A primeira vez que a carreguei pela porta foi um dos dias mais felizes de nossa vida, mas, dali em diante, carregar Sam do carro até a porta da frente foi uma das coisas mais tristes que se poderia imaginar.

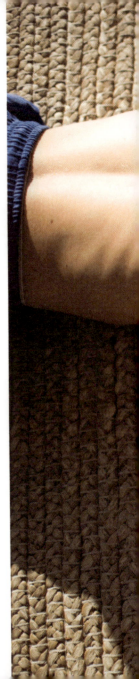

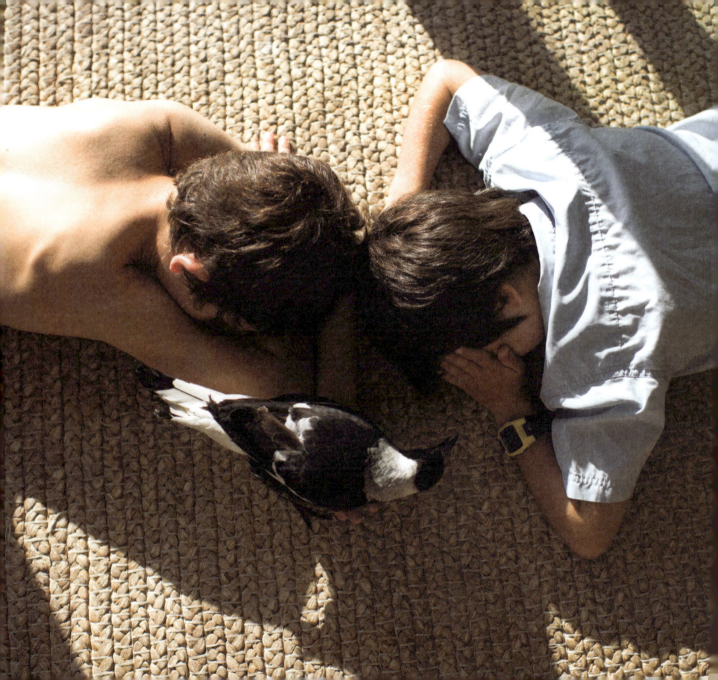

Estar paralisado do tórax para baixo significa várias mudanças, e nenhuma delas é boa.

A mais imediata é não sentir mais as pernas e os músculos abdominais. Ou seja, você não consegue sentar, ficar de pé, andar, pular ou correr.

Não pode mais sentir a conexão com o mundo dessa forma.

Não consegue mais sentir a grama fria e molhada ou a areia quente do verão debaixo de seus pés, além de não deixar mais suas pegadas na praia.

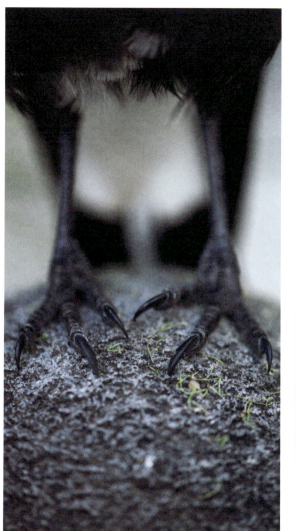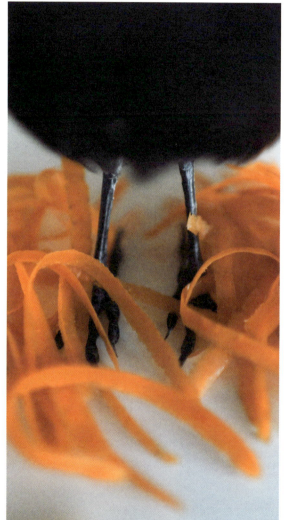

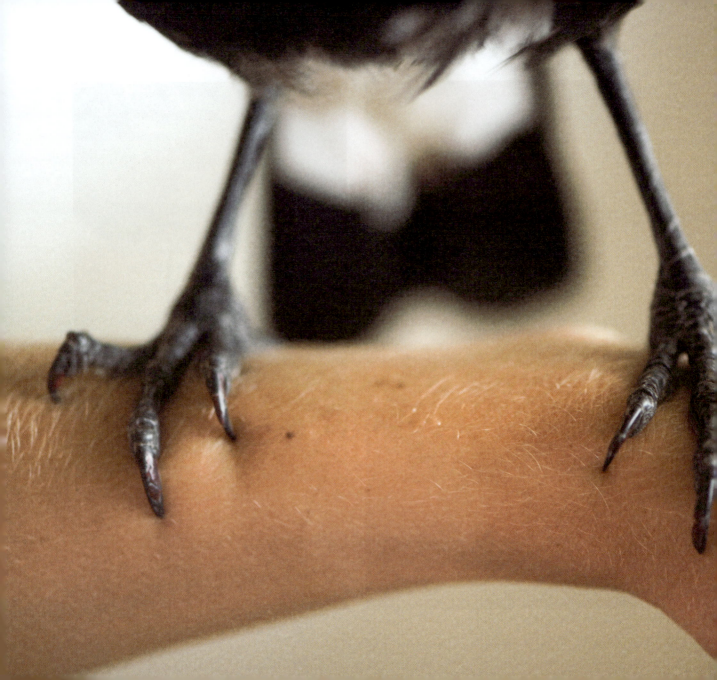

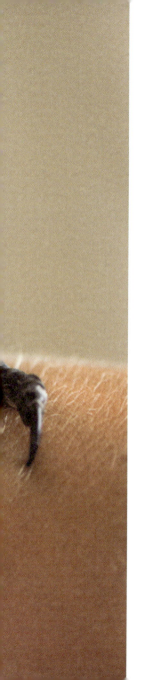

Você não consegue sentir a conexão íntima com a pessoa que mais ama.

Aquela parte da sua vida se foi.

Limitada a estar na cadeira de rodas, com duas hastes de metal aparafusadas em sua coluna fraturada, Sam se sentia imobilizada e sufocada.

Ela não conseguia se curvar para pegar algo no chão, muito menos se levantar. Quase tudo que queria e precisava estava fora de seu alcance. Tentar movimentar-se além de seus limites, sem ninguém por perto para ajudar, era correr o risco de cair, machucar-se ou ficar presa.

Sam dependia totalmente das rodas de alumínio e borracha e de outras pessoas para ir a qualquer lugar ou fazer qualquer coisa.

Em todos os aspectos, ela estava completamente desamparada.

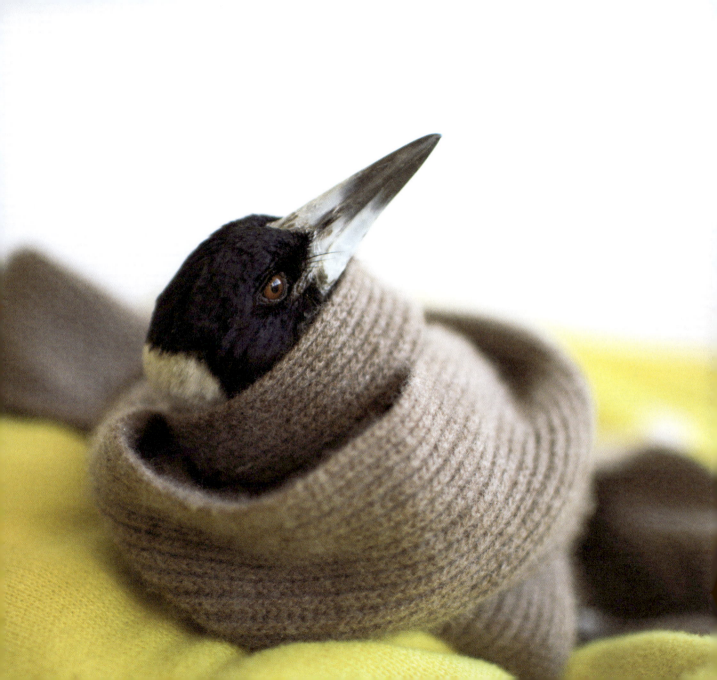

O fato de Sam ter que se mover pela casa devagar e com cuidado na cadeira de rodas transformou o espaço doméstico em algo totalmente desconhecido.

Até o menor dos obstáculos ou alguma mudança de superfície podia bloquear o caminho e fazê-la se sentir isolada e aprisionada.

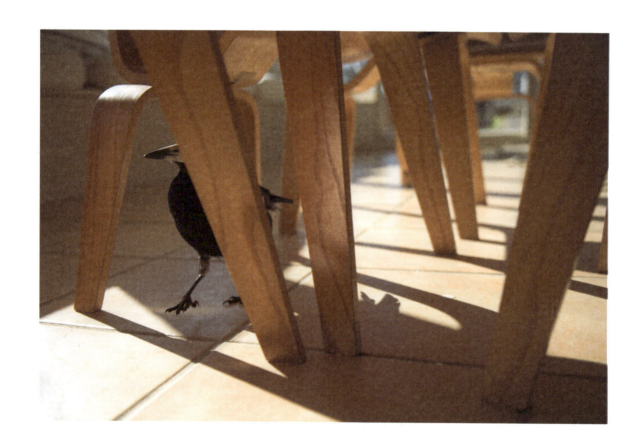

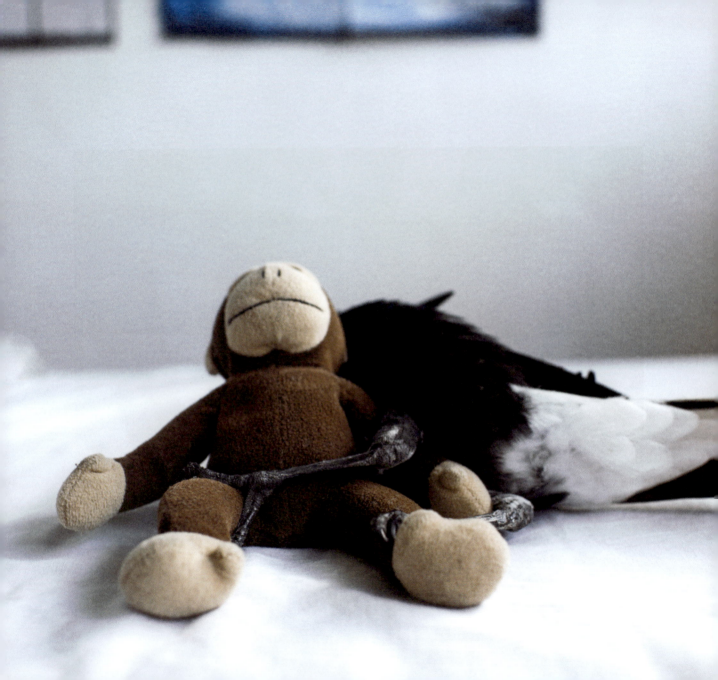

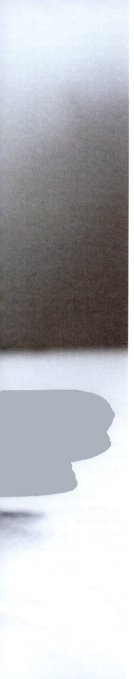

Não parecia real.

Queríamos acreditar que era apenas um pesadelo.

Que quando finalmente abríssemos os olhos, tudo seria como era antes do acidente.

Mas não era um sonho.

Sam estava completamente arrasada.

Todos nós estávamos.

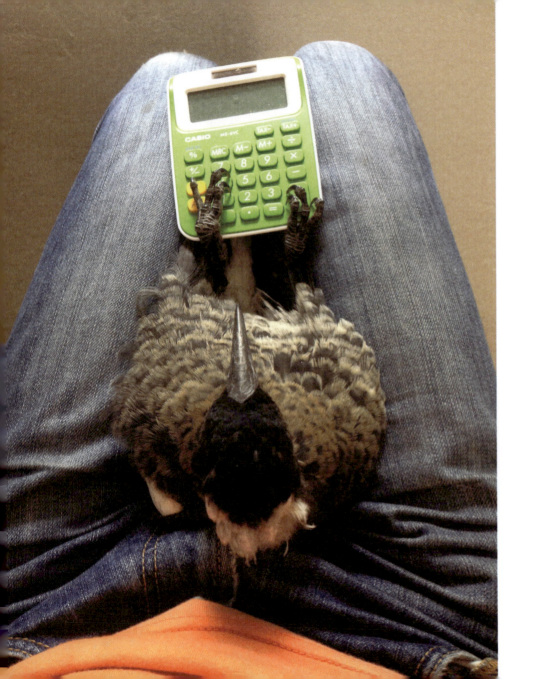

É impossível calcular os custos do acidente para a família ou para a própria Sam.

Nem digo em termos de tempo e dinheiro, embora nesse aspecto o gasto tenha sido enorme — mas pudemos contar com o apoio generoso de amigos e familiares para criar nossos filhos e cobrir os altos gastos da adaptação da casa para receber a cadeira de rodas de Sam.

Estou falando do preço terrível que todos tivemos que pagar e continuamos pagando diariamente, nos grandes e pequenos fatores imprevisíveis que rapidamente consumiram a vontade de viver de Sam e esgotaram as reservas emocionais da família.

É um mito que vítimas de lesão na medula espinhal não sentem dor no local da fratura (que, no caso de Sam, está alinhado com o coração) ou nos membros afetados.

Ela sofria com surtos imprevisíveis de dor insuportável: dores fantasmas dançavam pelas pernas e pelos pés sem sensibilidade, surtos repentinos de sensações como picadas de abelha na linha da fratura e calor intenso que se espalhava pela parte inferior das costas como tentáculos de fogo. Sam também suportava espasmos musculares assustadores: os músculos do tórax se contraíam de modo violento tirando-lhe o fôlego e cãibras atingiam dolorosamente os músculos ao longo da coluna, como se estivessem rejeitando as hastes de aço cravadas nas vértebras.

As lesões são tão profundas que ela nunca fica confortável, independentemente da superfície ou da posição do seu corpo. Isso é o bastante para abalar qualquer pessoa.

Mesmo quando Sam vai para a cama, ela não sente o doce alívio de uma boa noite de sono. Eu a ajudo a virar o corpo três vezes durante a noite para manter sua circulação e prevenir úlceras de pressão.

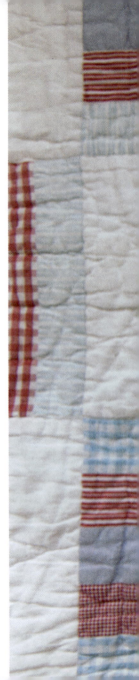

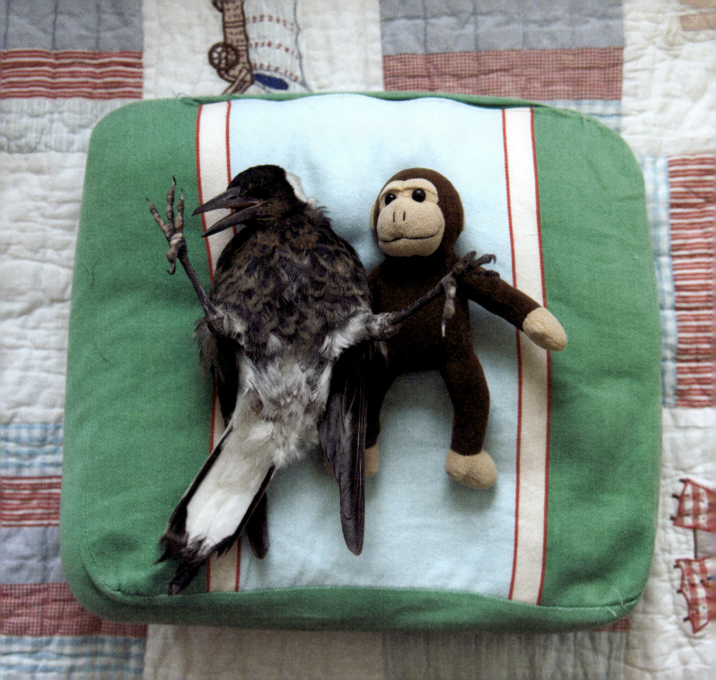

O constante sofrimento físico de Sam se juntava à angústia mental de não ser capaz de fazer as atividades que ela sempre fizera pela casa. Incontáveis tarefas domésticas que costumávamos dividir e das quais ela nunca imaginou que sentiria falta, como cozinhar e limpar, passaram a ser extremamente difíceis. Algo simples como ir ao mercado da esquina fazer compras de última hora tornou-se totalmente impossível sem ajuda.

Tudo isso pode não parecer tão importante em termos isolados, mas, em conjunto, esse bombardeio infinito do que ela considerava fracassos pessoais começou a destruir a autoimagem de Sam como esposa e mãe, e como mulher forte e independente.

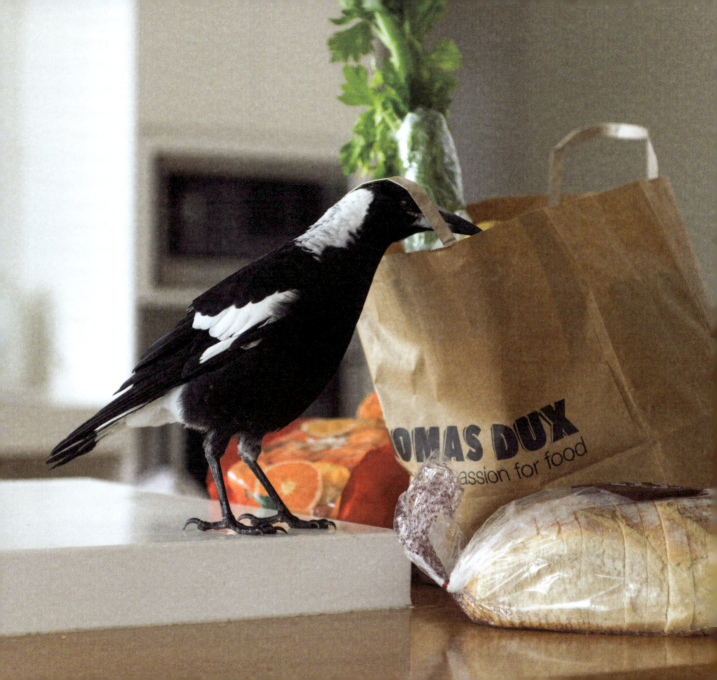

Sendo sempre supervisionada, examinada ou assistida, o espaço pessoal de Sam era constantemente violado. Ela não tinha mais privacidade alguma.

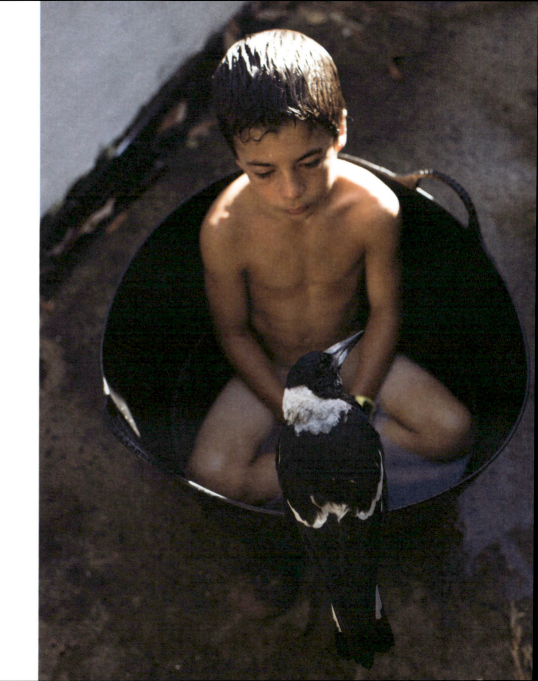

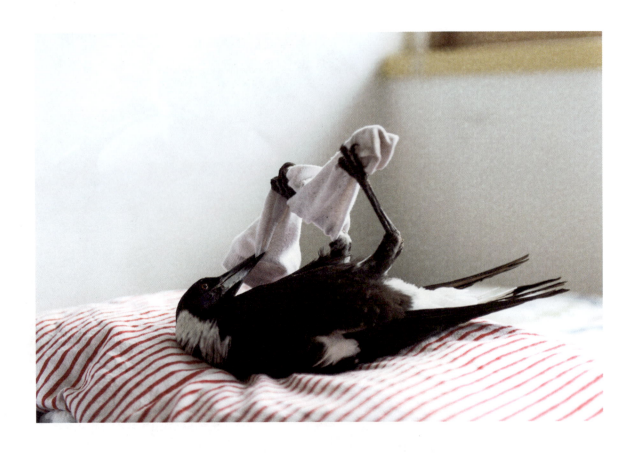

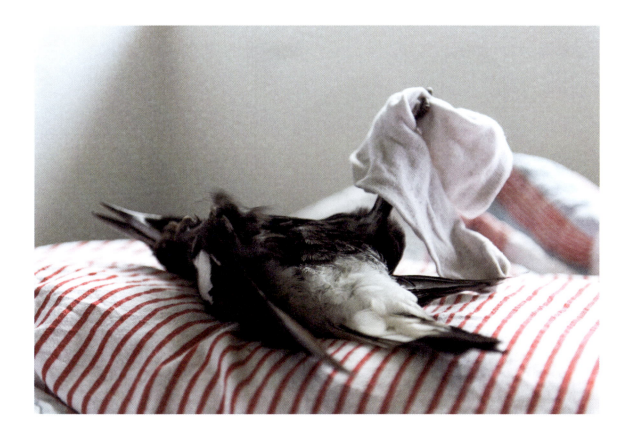

Todas as atividade simples e corriqueiras para a humanidade tinham o potencial de ser humilhantes.

Vestir-se a cada manhã virou uma forma de tortura.

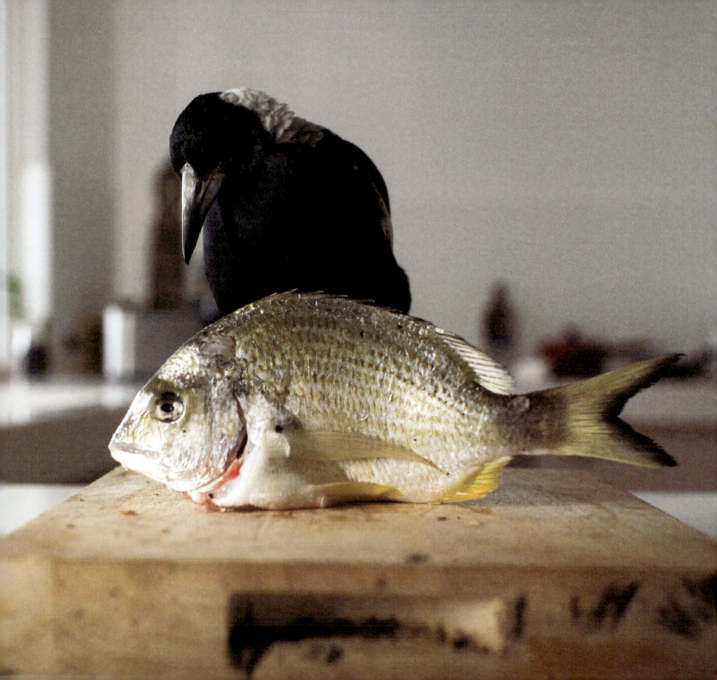

Para piorar ainda mais a situação, uma sequela da lesão cerebral tirou o paladar de Sam.

Para alguém que tinha como paixão o amor por sabores e pela descoberta epicurista, isso parecia uma piada de mau gosto.

Além disso, o olfato dela diminuiu de tal modo que o único cheiro que conseguia identificar era o de peixe.

Até a própria Sam admitia que isso renderia uma excelente comédia de humor ácido.

Apesar disso, rir de uma virada do destino tão absurdamente cruel não tornava o cotidiano mais prazeroso.

Em vez de confortar Sam, as lembranças de tempos mais felizes se impunham sobre o presente, transformando tudo que ela fazia em algo pequeno e digno de pena.

Ela se sentia uma espectadora assistindo da lateral do palco, presa aos assentos mais baratos de todos.

Ver outras pessoas se divertindo e livres de dor não lhe dava prazer algum.

Muito pelo contrário.

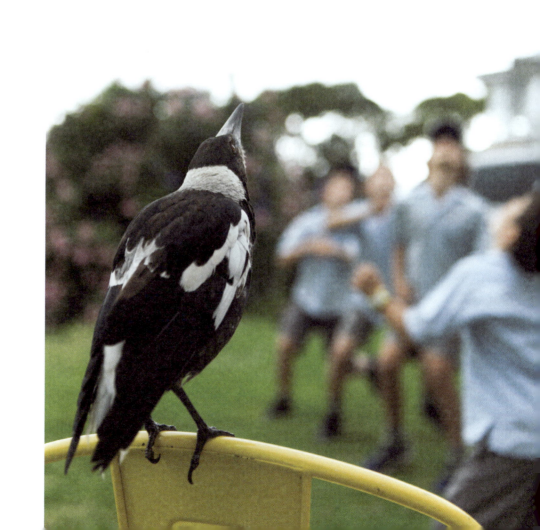

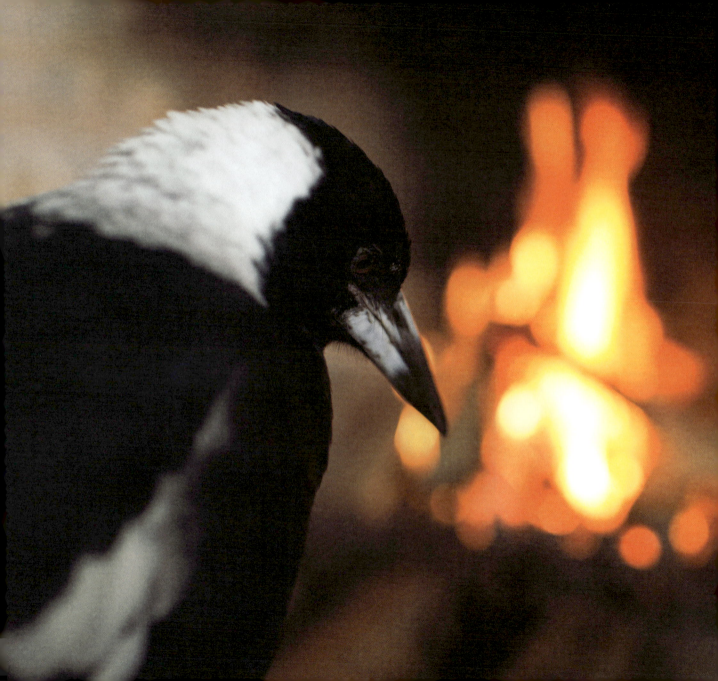

Embora raramente deixasse transparecer, Sam enchia o coração de raiva sempre que via algo feliz ou belo. Ela ficava constantemente furiosa consigo mesma por todas as pequenas atitudes que a levaram a estar naquela situação terrível.

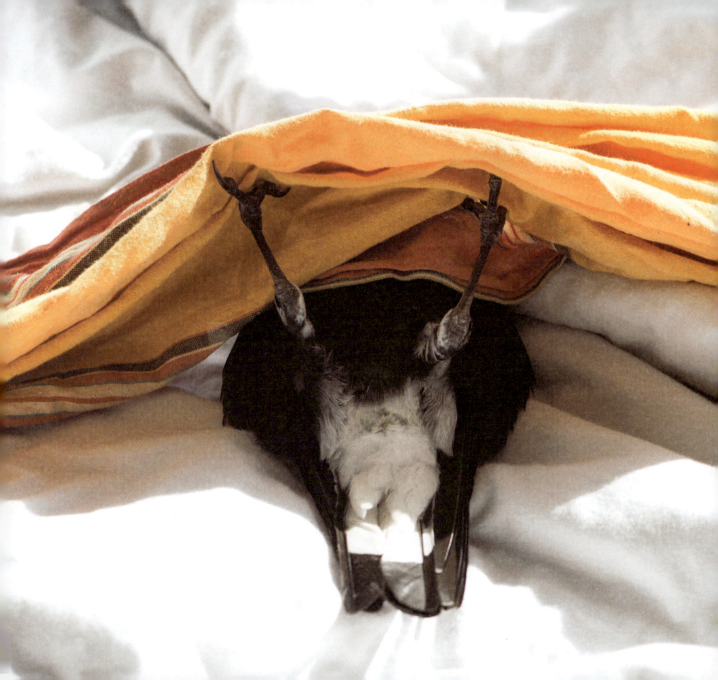

Como Sam focava em sua mudança de aparência e na perda dos movimentos, sua perspectiva ficou distorcida. Ela se via como inválida e constrangedora, e achava difícil aceitar que alguém pudesse vê-la de outra forma.

Era impossível conter sentimentos tão intensos de dor, fúria e mágoa. Para o mundo, ela fingia que estava tudo bem, mas chorava no quarto e no chuveiro, onde ninguém podia testemunhar suas lágrimas.

A distância emocional entre Sam e todos que a amavam aumentou.

Ela não queria que ninguém a visse daquele jeito.

Ela não queria que ninguém a visse. Ponto.

Uma enorme tristeza recaiu sobre nossa casa, antes tão feliz.

Todo dia parecia um enterro.

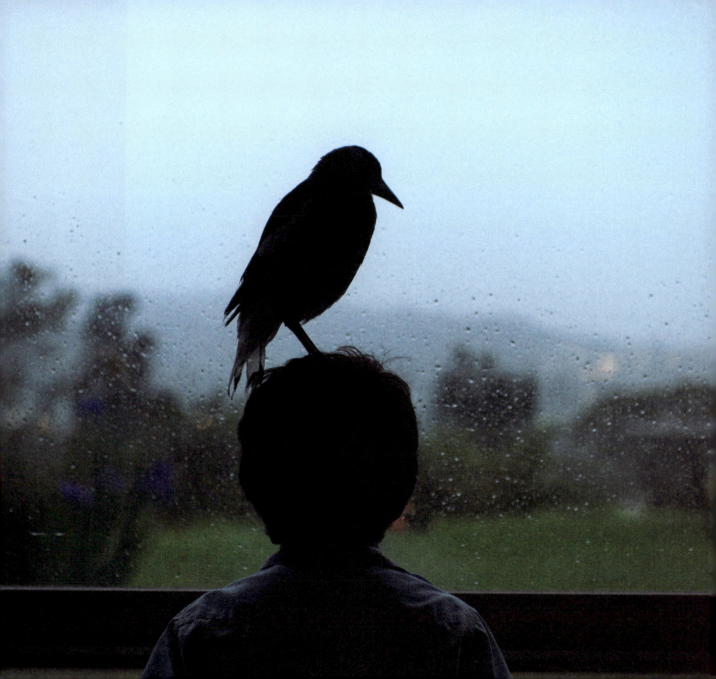

Sam estava olhando para o abismo.

Eu não sei quando ela pensou em suicídio pela primeira vez, mas sei que foi logo no começo e que era um pensamento frequente. Quase constante.

Sam estava sofrendo com tanta dor e agonia mental que eu não posso culpá-la. Eu entendia o seu raciocínio distorcido na época, mas permitir que seus pensamentos depressivos se traduzissem em uma ação irrevogável teria destruído nossa jovem família. E eu não suportava a ideia de perdê-la.

A única atitude que eu podia ter era dizer repetidamente a ela quanto a amava, quanto os meninos a amavam, quanto todos nós precisávamos dela.

Eu sabia que ela sofria muito, mas sempre acreditei que o amor de Sam por nós era ainda maior.

E eu tinha razão.

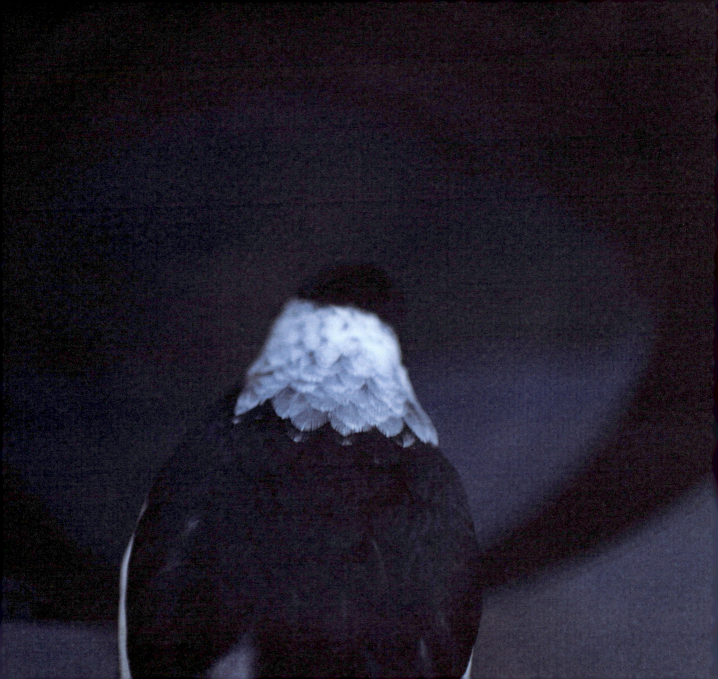

Sam se afastou da escuridão. Ela nos escolheu.

Não porque lhe faltasse coragem para enfrentar o esquecimento, mas porque a coragem dela de viver era muito maior.

Ser altruísta e amoroso é o oposto da fraqueza. E ninguém é tão forte quanto a minha Sam.

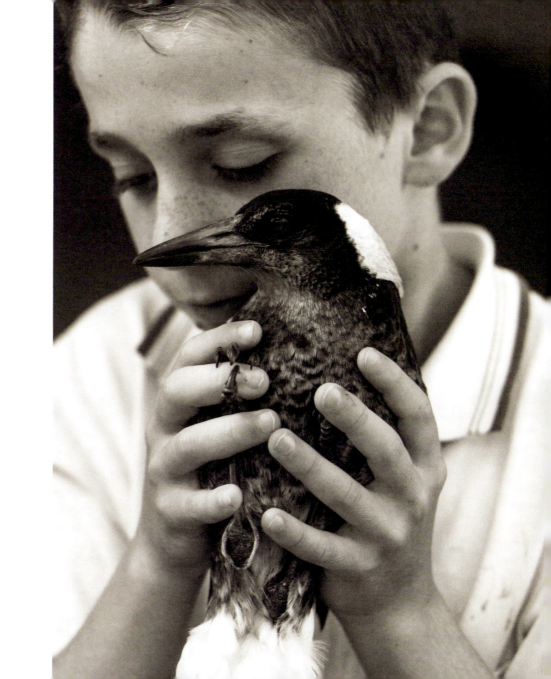

Sam sabia que tinha uma jornada muito difícil pela frente, e ela a enfrentou com bravura.

Ela não fugiu da fisioterapia, por mais que odiasse fazê-la.

Ela batalhou dia após dia.

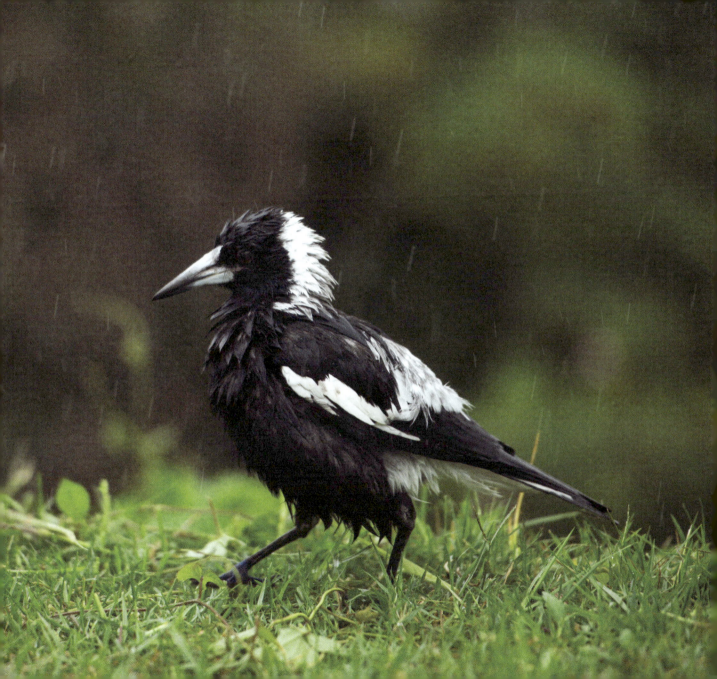

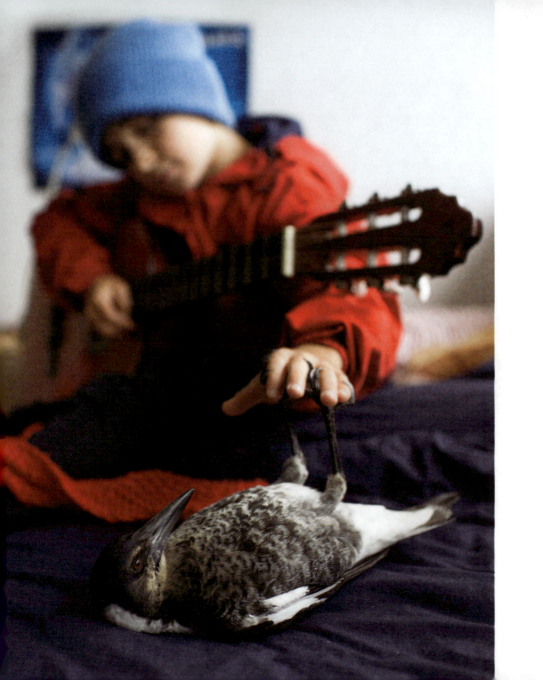

Sam fez de tudo para se convencer de que a vida não tinha acabado, mesmo sentindo lá no fundo o verdadeiro oposto.

Ela encontrava algum conforto em ouvir música.

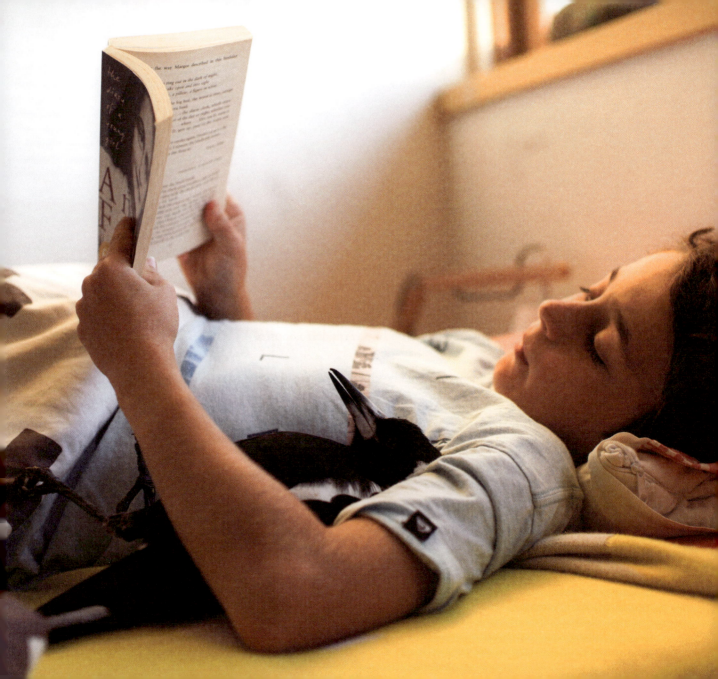

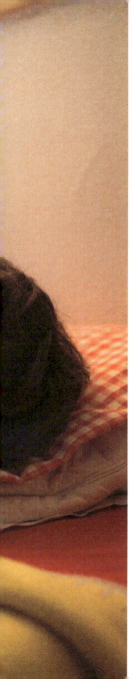

E também gostava da fuga proporcionada pela leitura.

Mas quando seu corpo anseia por alívio físico, não há música e livros suficientes para dar conta.

Em nossa casa certamente não faltava compaixão.

Mas Sam lutava para aceitar sua deficiência em um nível com o qual não conseguíamos mais nos identificar nem éramos capazes de entender.

Ela não queria nossa compaixão. Não queria ser mimada. Também não queria pena nem ouvir chavões de ninguém. Ela só queria sua antiga vida de volta.

E aquela noção, aquela sensação incrivelmente dolorosa e amarga de que sua vida foi roubada de você é algo impossível de entender, a menos que tenha passado por isso.

Cada pequeno problema terrível pelo qual você passou na vida até aquele momento perde quando comparado ao presente ou parece simplesmente ridículo. Você nem sabe por onde começar. Eu definitivamente não sabia.

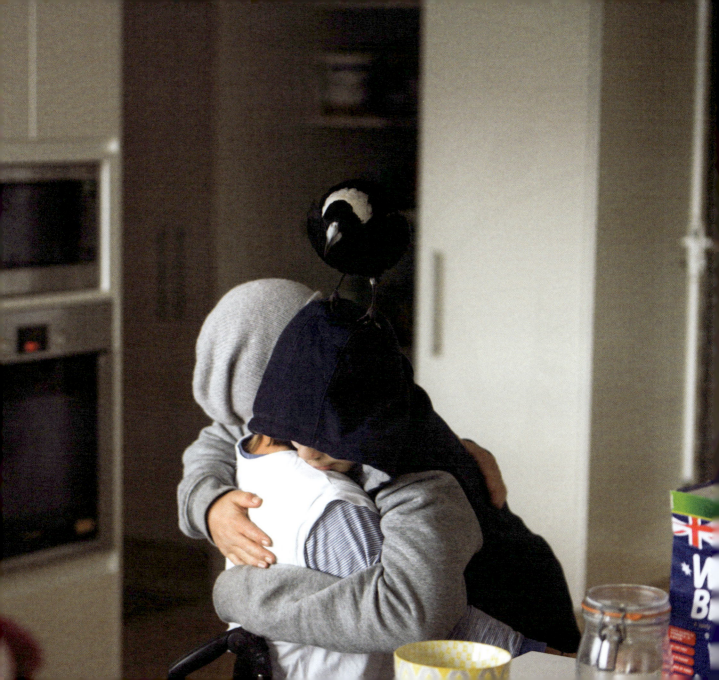

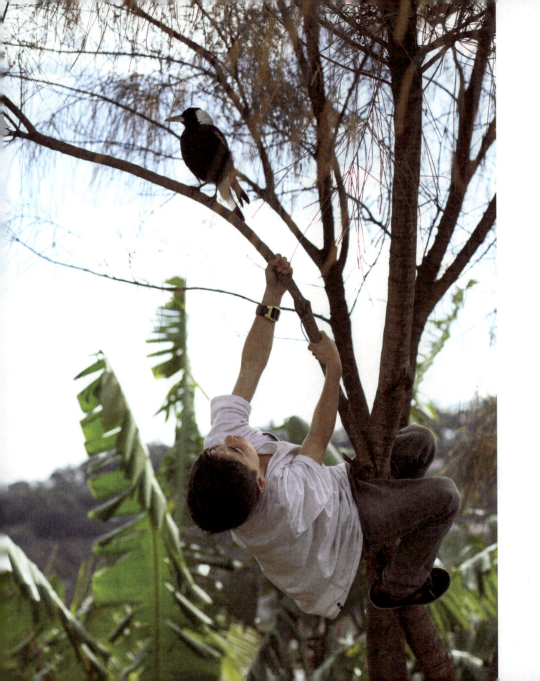

O que posso dizer é que nunca desistimos.

Nós continuamos tentando alcançá-la.

Fizemos tudo o que podíamos para acabar com o abismo emocional entre nós.

Tentamos achar o equilíbrio entre dar espaço a Sam e estar por perto sempre que ela precisava de nós.

Esperamos que ela permitisse a nossa aproximação.

Esperamos que ela estivesse pronta para conversar.

Foi extremamente difícil para Sam falar em voz alta sobre os medos e mágoas com os quais era obrigada a viver. E depois, quando ela tinha algo a dizer, não tínhamos quase nada para dizer em resposta, exceto que a amávamos, que sempre a amaríamos e que faríamos tudo para ajudá-la.

O melhor que podíamos dizer era que o futuro não seria tão terrível quanto ela acreditava e que tudo iria melhorar. Embora fossem verdadeiros e servissem como um leve estímulo, esses clichês estavam longe de ser inspiradores.

O resumo de tudo isso é que nos faltavam palavras.

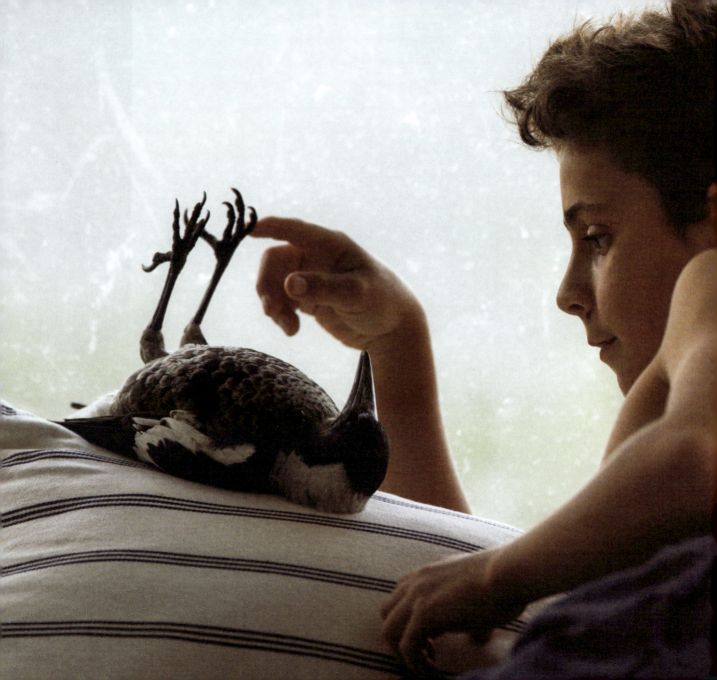

E foi nesse momento que Penguin entrou em nossa vida. Ela foi a corajosa embaixadora do amor e principal incentivadora da família.

Quando se tratava de se interessar pelo bem-estar de sua família, Penguin era suave como uma pequena ervilha...

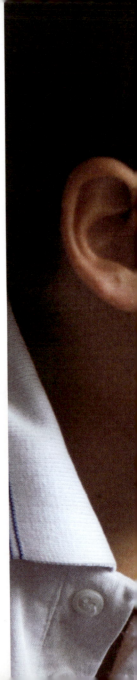

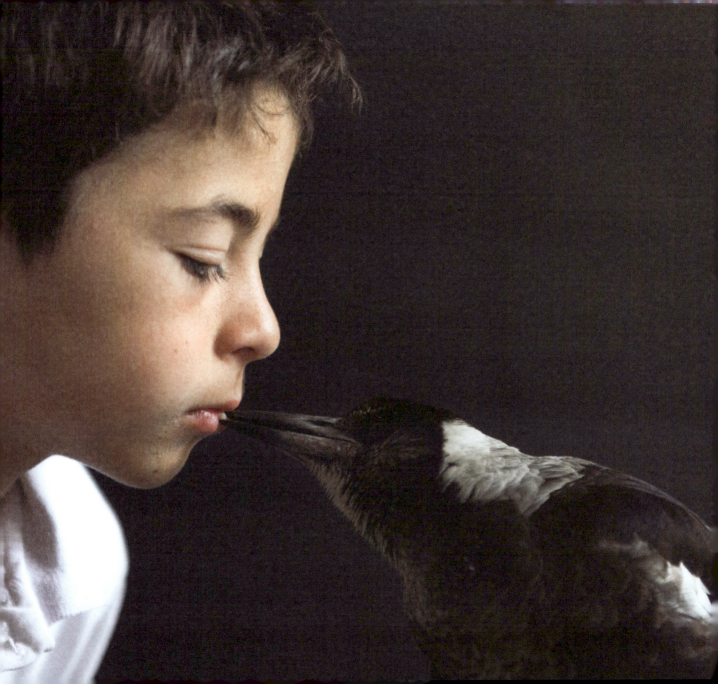

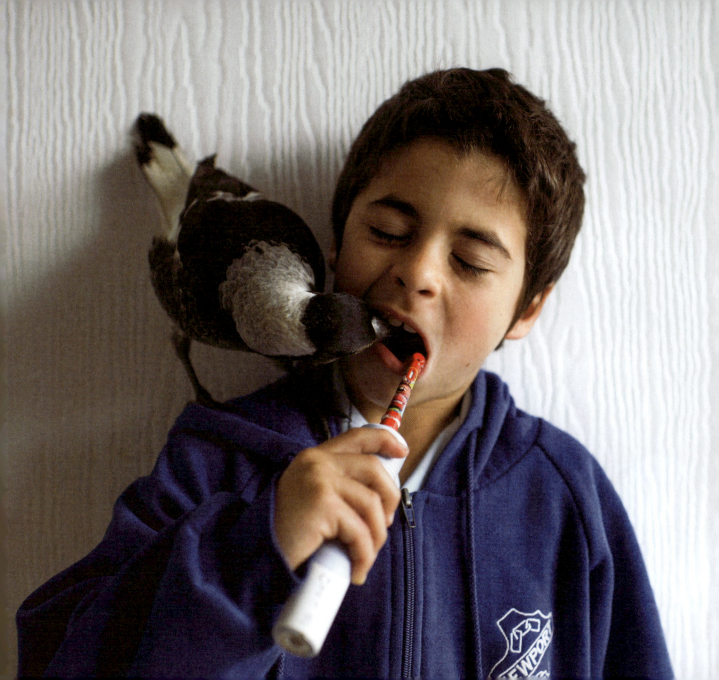

... e sutil como um caminhão de tijolos.

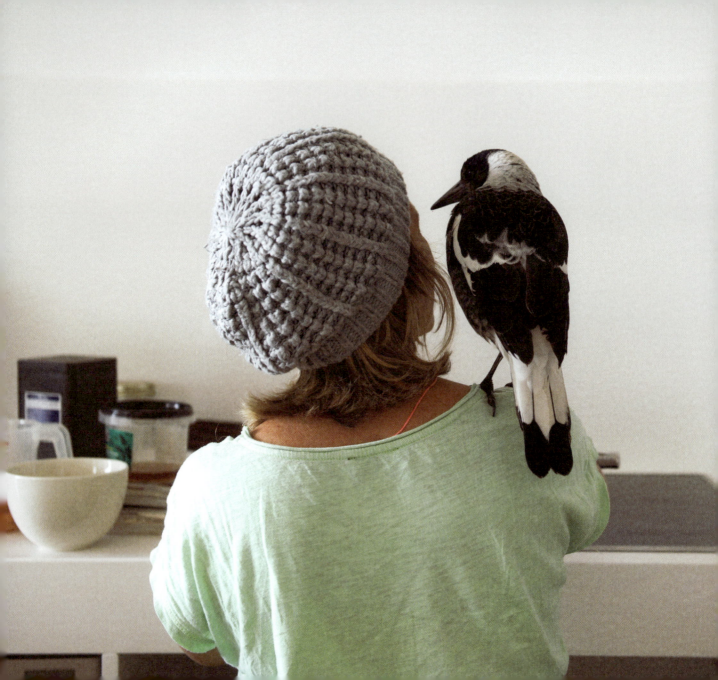

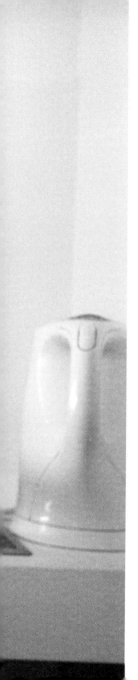

Penguin e Sam se tornaram inseparáveis. Uma sempre tomava conta da outra.

Quando Penguin estava fraca e doente, Sam cuidava dela com todo o carinho até a recuperação.

E quando Sam achava difícil se mover, Penguin cantava para animá-la.

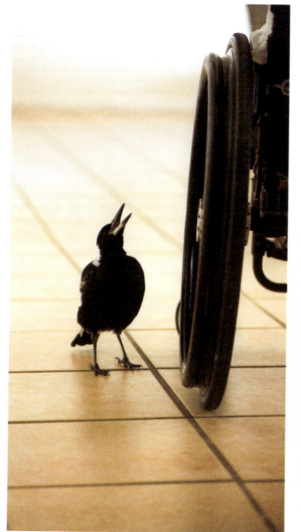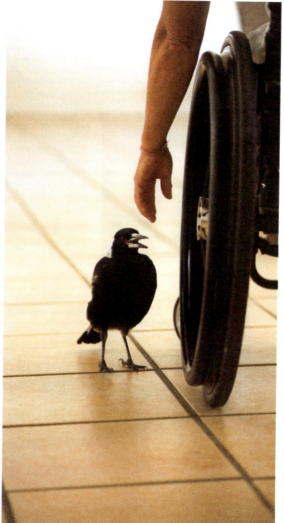

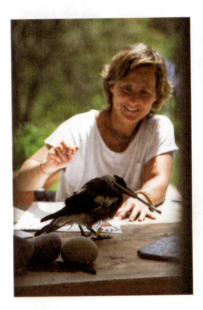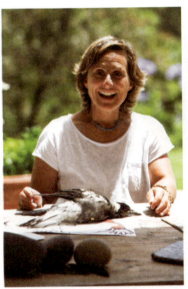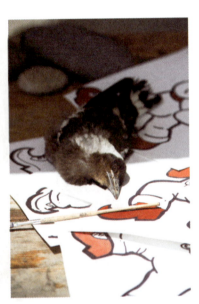

Quando Sam estava em casa, lidando com alguma papelada ou escrevendo em seu diário, Penguin estava lá.

Quando Sam estava fora de casa, pintando e apreciando o sol, Penguin estava lá.

Penguin não ficava por perto só pela diversão e pelas novas atividades. Ela era ferozmente leal a Sam e sempre oferecia um canto melódico de incentivo quando algo se mostrava mais desafiador do que se esperava.

Durante os momentos mais difíceis, quando Sam precisava enfrentar sua deficiência mais diretamente, Penguin garantia a Sam o melhor cuidado possível.

Talvez seja o jeito australiano de não alardear seus problemas ou o resultado de ter sido enfermeira por tantos anos, mas, como paciente, Sam era extremamente obediente e educada. Ela nunca falava quando precisava de remédios para dor ou de atenção extra e estava sempre preparada para aceitar um alto nível de desconforto sem reclamar.

Penguin não tinha problema em falar em nome de Sam, e, ao fazê-lo, esse pássaro impetuoso a ajudou a perceber que suas necessidades importavam, que ela importava e merecia respeito, como qualquer outra pessoa.

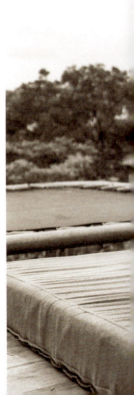

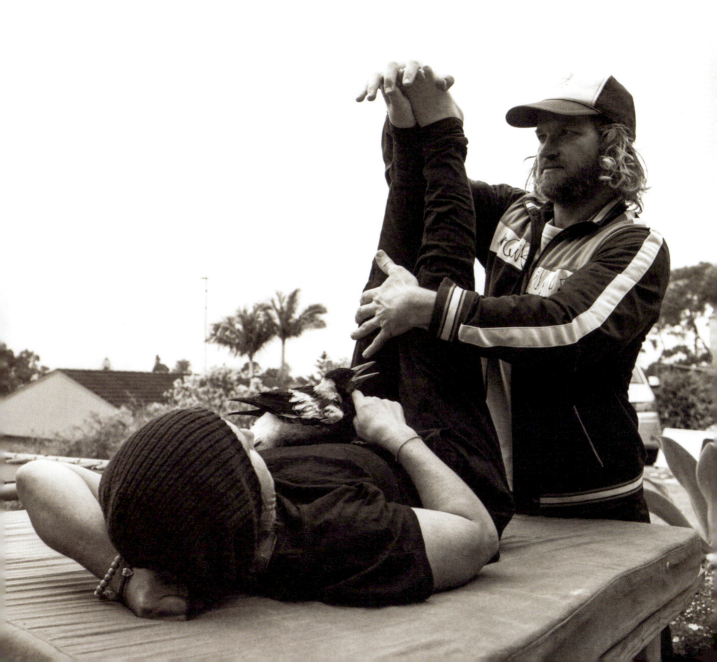

À medida que Sam lentamente fazia as pazes com seu novo e estranho mundo, Penguin fazia o mesmo. Sempre alegre, sem julgamentos e presente.

Quando o treinamento e a fisioterapia do dia terminavam ou a dor era forte demais para suportar, elas se deitavam lá fora sob o céu.

Eu geralmente ouvia as duas tendo o que pareciam ser conversas longas e profundas sobre o que estavam passando.

Às vezes, Sam falava suavemente com Penguin, às vezes Penguin cantava para Sam, e em outras ocasiões ninguém emitia som algum por várias horas.

Passei a acreditar que uma sabia exatamente o que a outra estava sentindo.

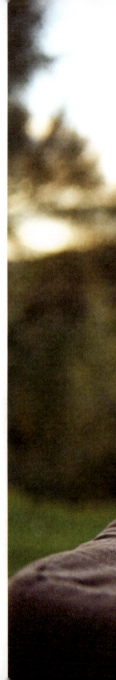

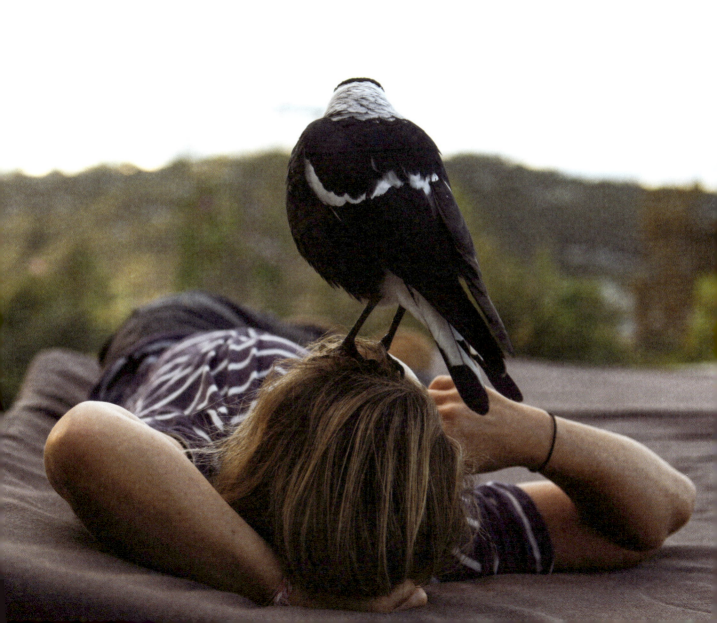

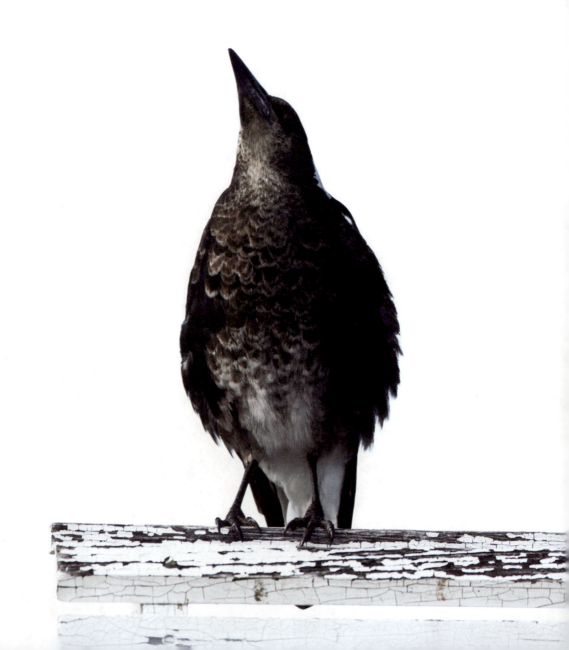

Essa linda relação poderia ser definida como improváveis melhores amigas, mas era mais profunda que isso.

Era um pouco relação de mãe e filha, um pouco de enfermeira e paciente.

E eram também duas irmãs em espírito: fortes, embora frágeis, unidas por apenas duas palavras: para cima.

Sam queria se sentar e ficar de pé sozinha, enquanto Penguin queria voar acima das árvores e para além das nuvens.

Sam trabalhava com imenso afinco de modo a criar força e ter energia para reconquistar o máximo de independência possível.

Todo santo dia ela exorcizava seus demônios suando em equipamentos de ginástica, com luvas de boxe ou remando o caiaque por horas e horas, frequentemente até as mãos estarem com bolhas e sangrando.

Ela não parava.

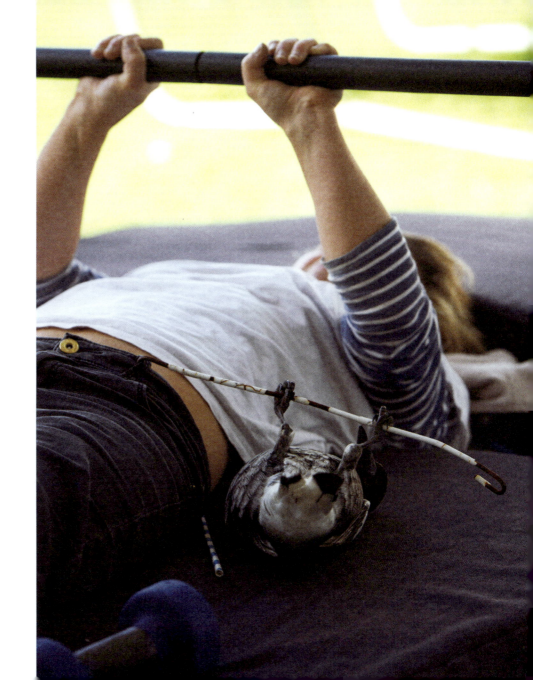

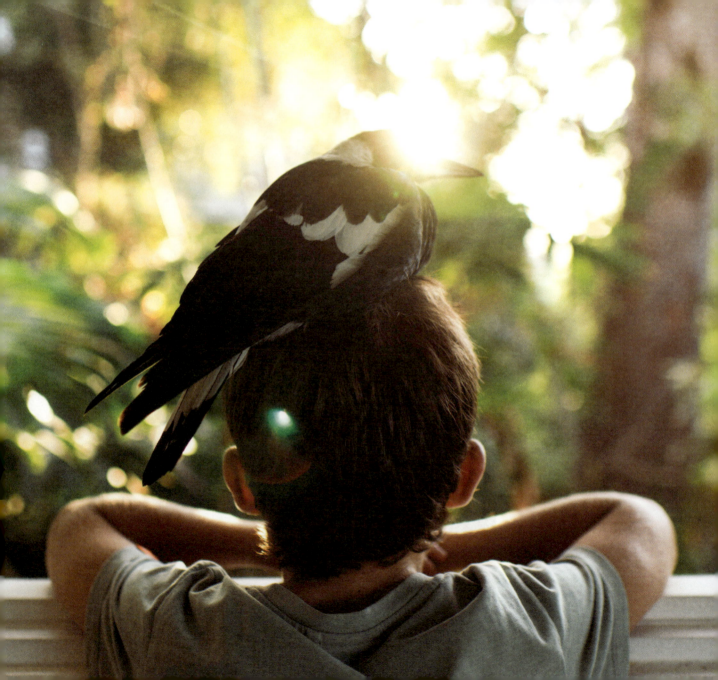

À medida que o treinamento progredia, ela finalmente conseguiu vislumbrar uma luz no fim do túnel. E, com o tempo, todo o seu panorama se iluminou.

Pequenas vitórias levaram a vitórias maiores.

Novos desafios se tornaram novas oportunidades.

Embora Sam estivesse muito grata por toda a ajuda recebida, ela não aguentava mais depender dos outros para se manter viva.

Estava pronta para começar a viver à sua maneira.

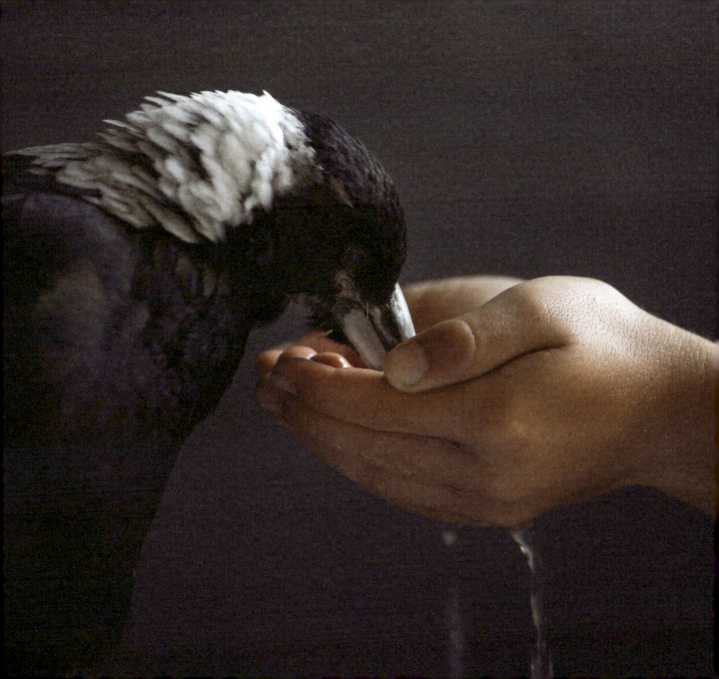

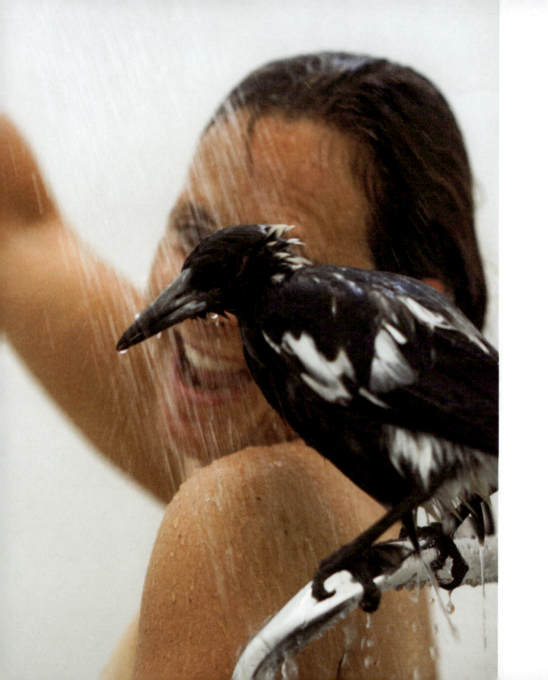

As lágrimas no chuveiro diminuíram bastante, e muito mais risos passaram a ser ouvidos pela casa.

Voltar a ser quem você era e aprender quem você realmente é durante esse processo pode ser uma jornada difícil.

Enfrentamos essa jornada juntos na véspera do Natal, quando fiz uma surpresa para Sam e a levei para um lugar especial que ela jamais pensou ver novamente: um afloramento rochoso situado logo após o histórico Farol Barrenjoey, o ponto mais ao norte de Sydney. Sam e eu costumávamos ir até lá quando queríamos esfriar a cabeça. Nós sempre voltávamos para casa renovados, e por isso consideramos aquela plataforma rochosa um paraíso espiritual.

O problema é que para chegar à rocha de Sam era necessário percorrer um caminho inclinado, irregular e sinuoso que levava a uma subida quase vertical de noventa metros. Então eu construí uma liteira de aparência rústica com bambu e almofadas de sofá e chamei os amigos mais próximos e em forma para me ajudar a içar Sam até o topo.

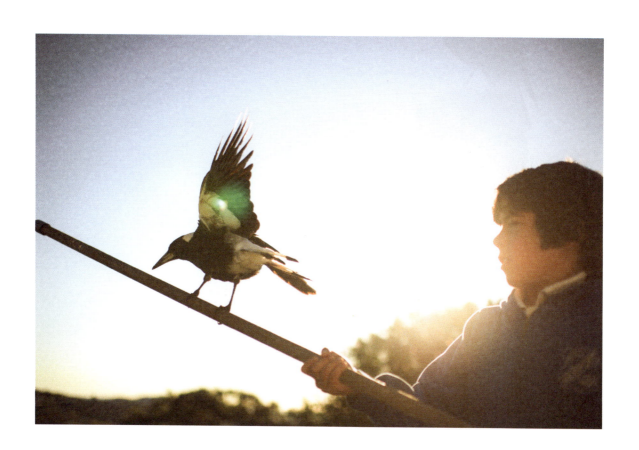

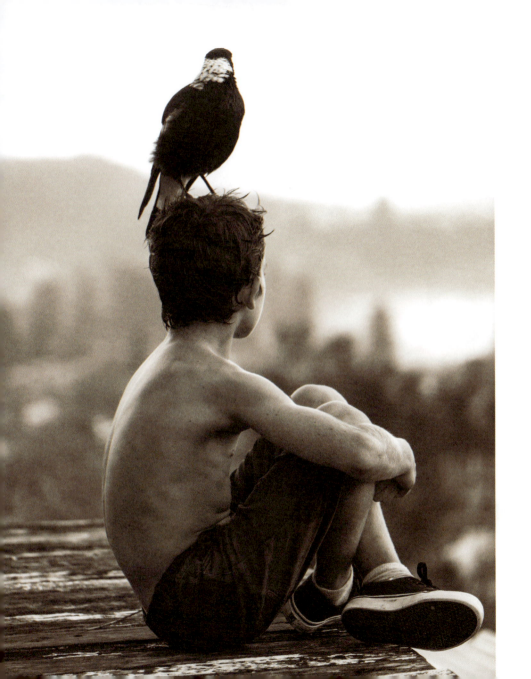

Enquanto olhávamos para o horizonte, sabíamos que subir aquela rocha era um símbolo de nossas esperanças e sonhos combinados, assim como dos medos.

A vida seria diferente. Sem dúvida não seria fácil e precisaríamos do apoio constante das pessoas próximas, mas juntos poderíamos ir a qualquer lugar e alcançar qualquer objetivo.

Reconhecer o tremendo sofrimento vivido por Sam e os vários desafios que viriam pela frente fizeram esse momento de celebração ser bastante tranquilo. Mas foi uma celebração sincera. Nossas lágrimas foram de alegria.

O momento decisivo para Penguin chegou logo depois.

Com todo o respeito aos irmãos Wright e sua histórica viagem pelos céus da Carolina do Norte, em 1903, para a família Bloom o voo mais importante da história aconteceu em nossa sala de estar.

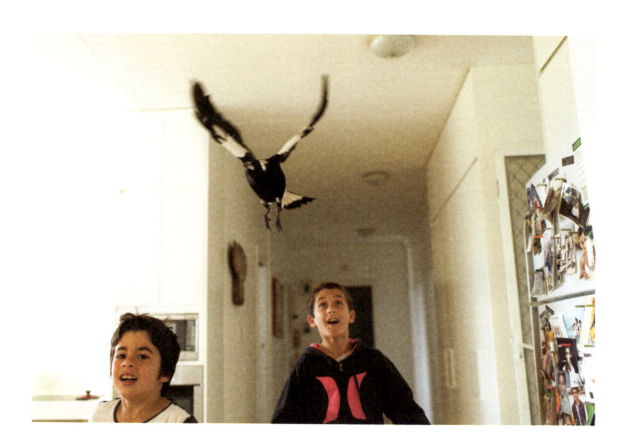

Foi como se voássemos junto com as asas pretas e brancas de Penguin.

Foi um momento de pura alegria.

Um integrante da família Bloom finalmente conseguiu vencer a gravidade.

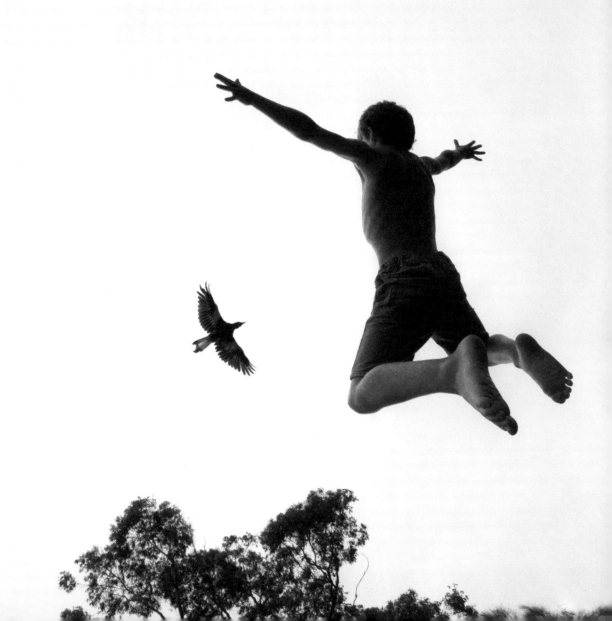

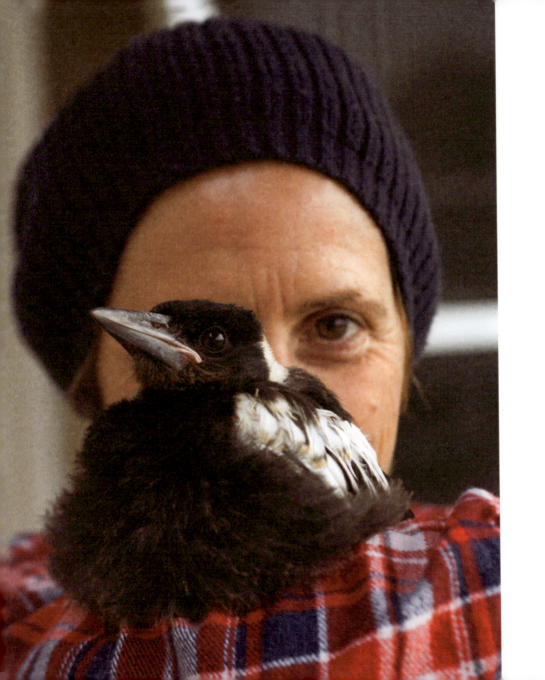

Cuidar de Penguin mudou nossa perspectiva sobre a vida, o amor e sobre basicamente tudo. Ela redefiniu completamente o significado de família.

No começo, pensávamos que nós havíamos resgatado Penguin, mas hoje sabemos que esse passarinho incrível nos deixou mais fortes e tornou nossa família mais unida, dando-nos incontáveis motivos para sorrir durante um período extremamente difícil e, ao fazer isso, ajudou em nossa cura física e emocional.

Portanto, sem dúvida alguma, foi Penguin que nos resgatou.

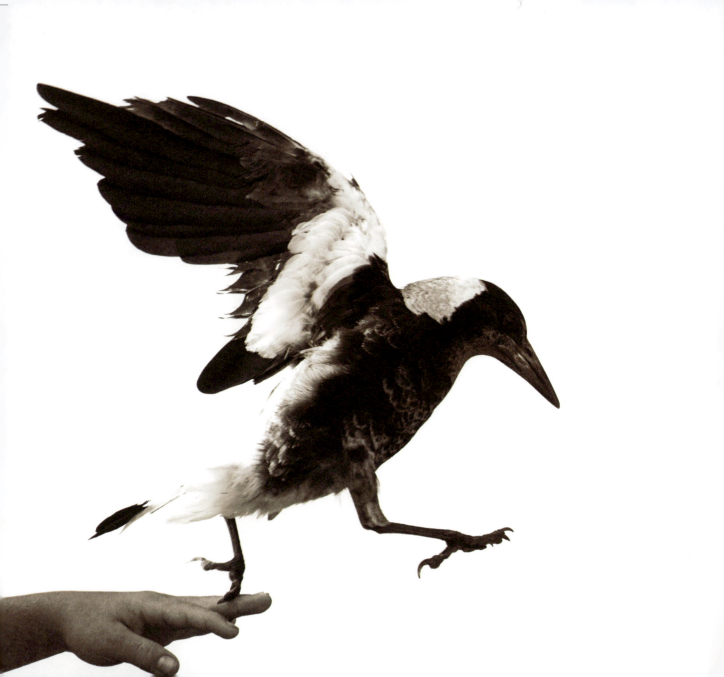

Tem sido um privilégio extraordinário fazer parte da vida de Penguin e ajudá-la em sua jornada.

Todos nós aprendemos muito com ela.

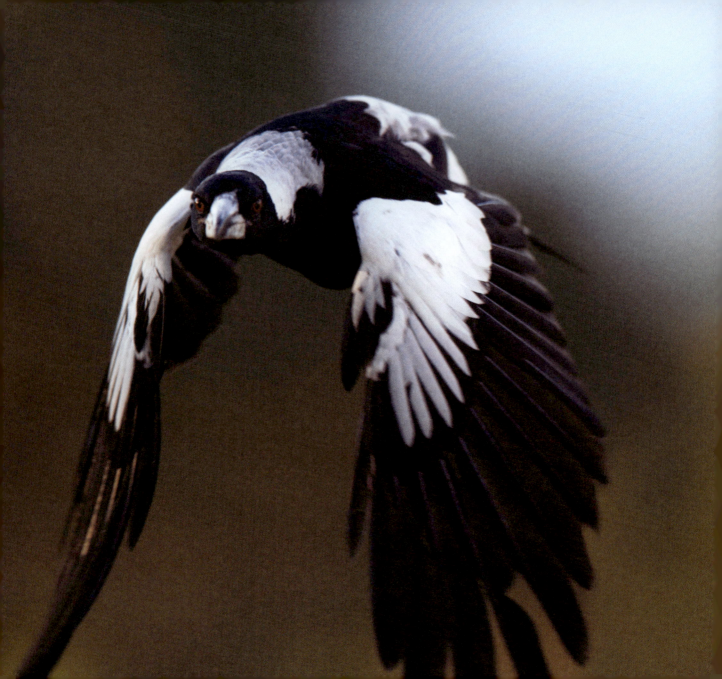

Olhando para ela agora, com seus olhos brilhantes, asas fortes e penas lustrosas, fica difícil lembrar quão fraca, debilitada e perto da morte ela estava quando a encontramos.

Hoje, ela é um pássaro completamente diferente.

A transformação total de Penguin é um lembrete diário de que o passado não nos define, não importa quanto tenha sido traumático ou tenha mudado nossas vidas.

Você não precisa ser um super-humano para sobreviver a períodos difíceis, e nem é possível estar sempre cem por cento. Porém, mesmo quando a situação parece ruim, você ainda pode manter-se positivo em relação ao futuro. Ser otimista é simplesmente uma escolha proporcionada por um jeito de ser criativo e proativo.

Os meios para obter o progresso do qual você precisa talvez estejam mais perto do que você imagina.

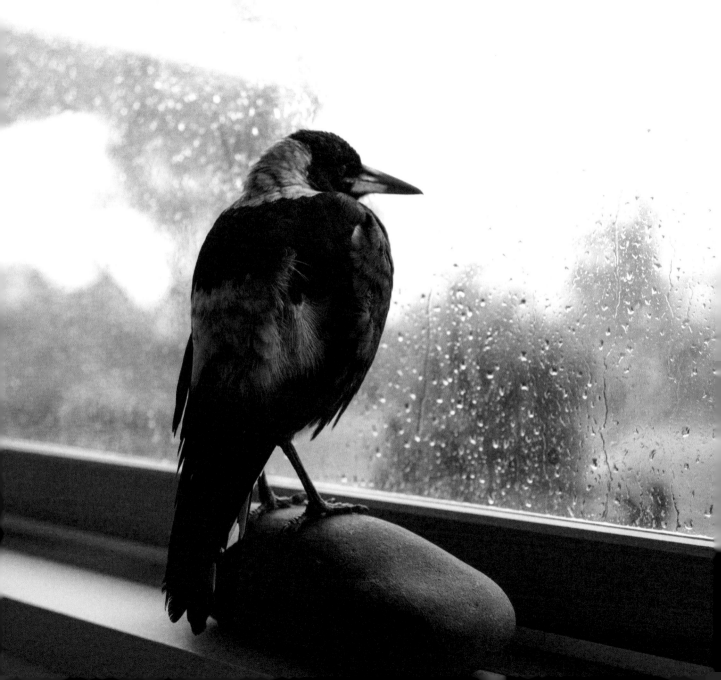

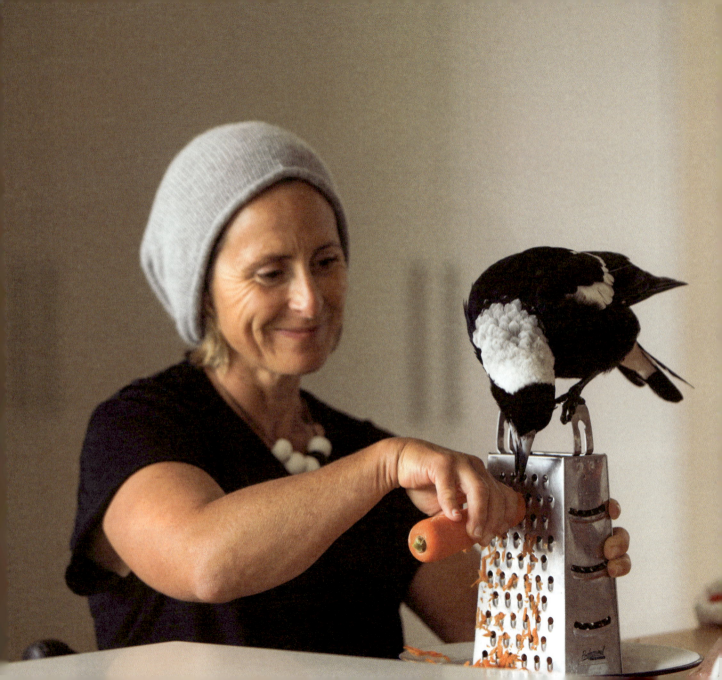

Um final feliz começa com a fé em sua própria história e a busca por formas de proporcionar alegria para si mesmo e para os outros.

Penguin nos mostrou várias vezes que o simples ato de dar à nossa família e aos amigos um motivo para sorrir quando nos vissem poderia fazer toda a diferença.

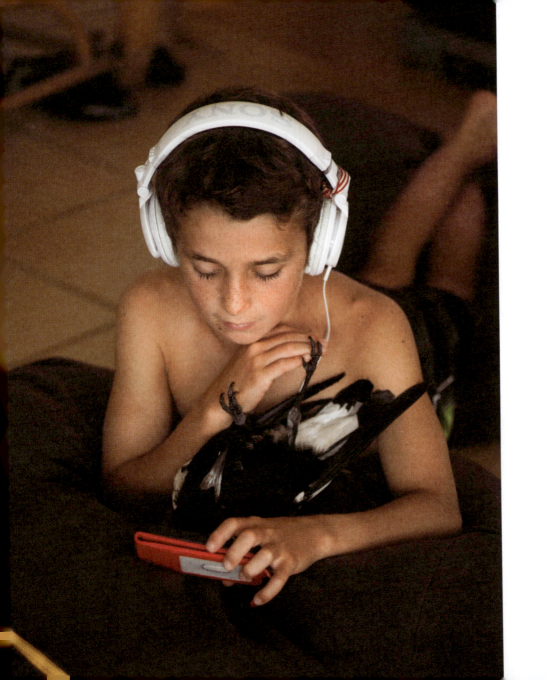

Ela também nos ensinou a estar presentes.

Não há nada de errado em apreciar tudo o que o mundo moderno tem a oferecer, mas nunca devemos deixar a tecnologia nos afastar de quem amamos.

Penguin constantemente nos lembra de que todos fazemos parte da natureza. E quanto mais conectados com a natureza estivermos, mais felizes nos sentiremos.

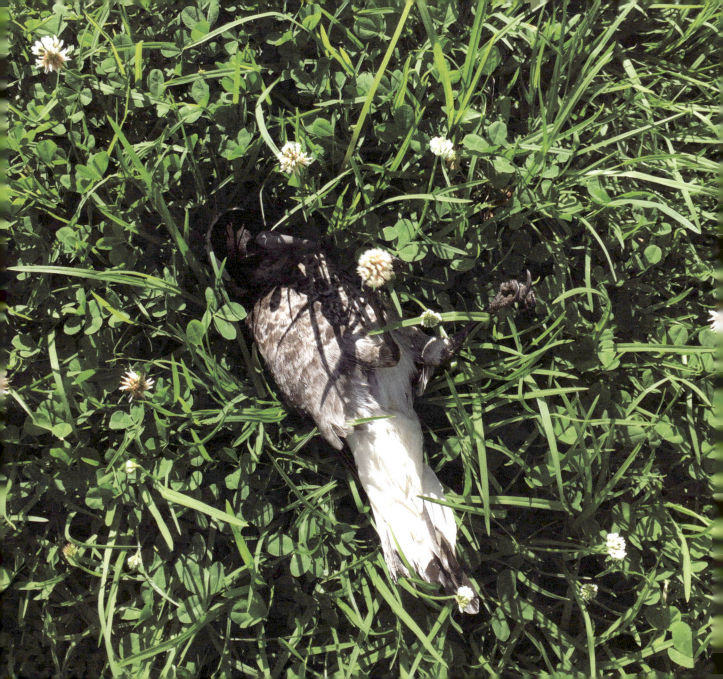

Penguin acorda toda manhã acreditando que o mundo pertence a ela, para que o aprecie. E acho que é verdade.

Isso somado a penas limpas e bem cuidadas, esse é o segredo dela para superar qualquer adversidade.

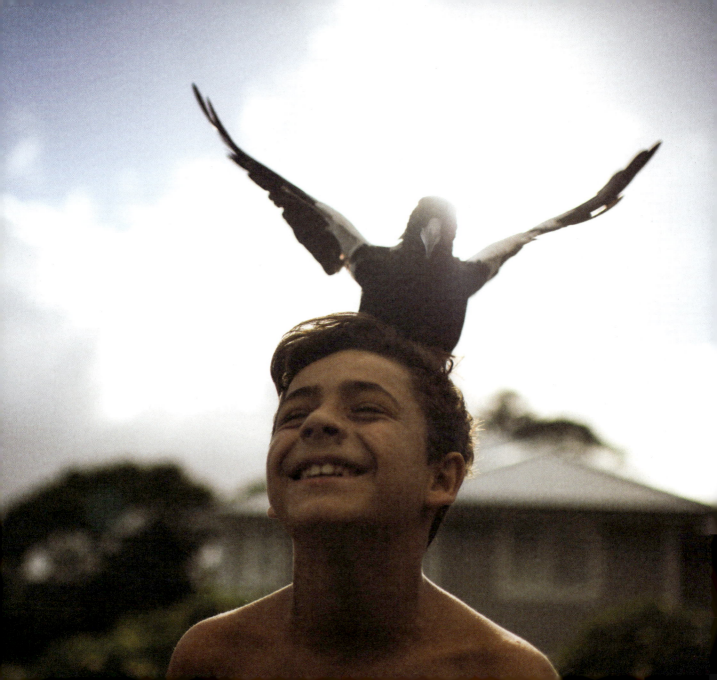

De tanto embalar Penguin em minhas mãos e Sam em meus braços,
eu posso dizer que cada célula, cada vaso sanguíneo, cada átomo de
nosso ser é precioso.

Mas nós somos muito mais do que a soma de nossas frágeis partes.

Somos nossa jornada, nossas esperanças e nossos sonhos embalados
em um papel de presente mortal.

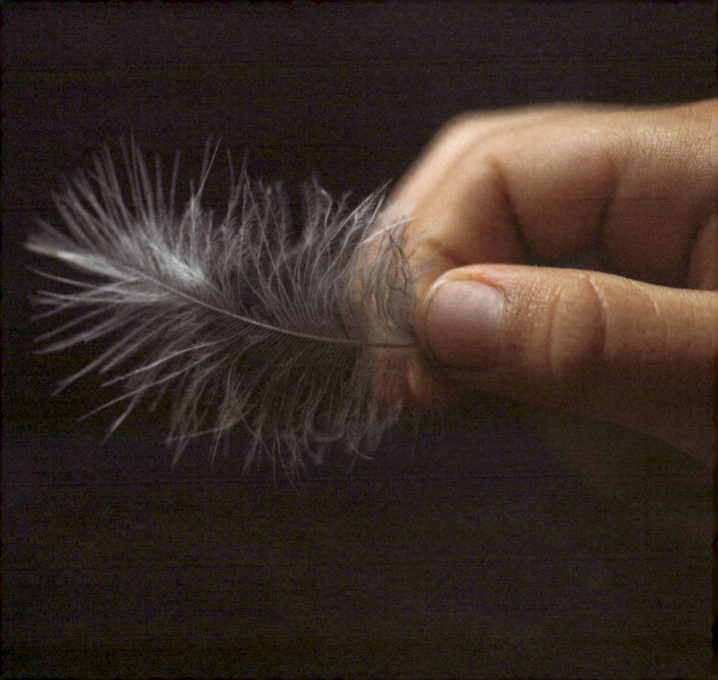

Sempre ouvi que a vida é curta, mas nunca dei tanta importância a isso antes do acidente.

Agora percebo que poderíamos ter perdido Sam e Penguin várias vezes.

Assim, de repente.

A presença energizante e acolhedora das duas é um lembrete poderoso de que todos os momentos são importantes.

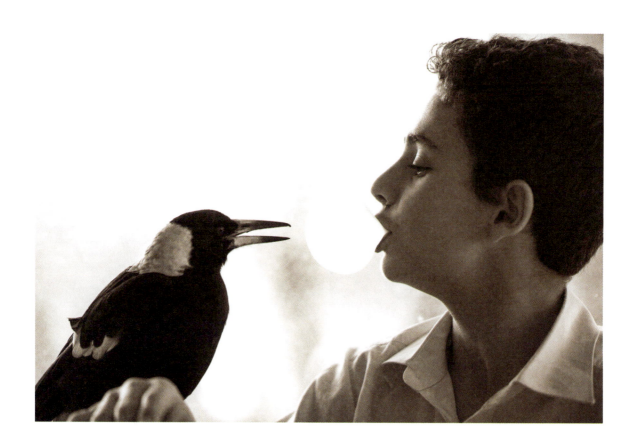

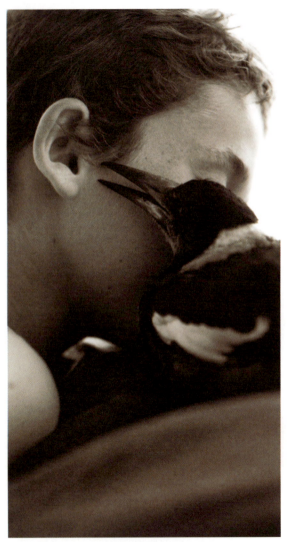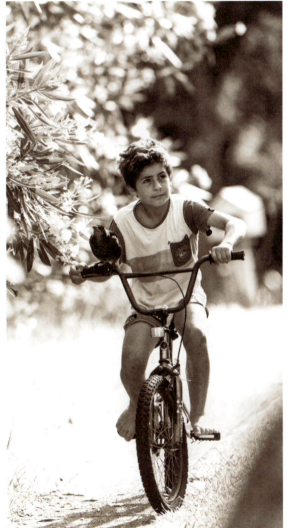

Então, em nome de Penguin e Sam, incentivo você a dizer tudo o que tem vontade.

Dê voz ao seu coração.

Faça tudo o que deseja, não desperdice um segundo sequer. Perca-se na beleza deste mundo o máximo possível.

Sam e eu sempre acreditamos que o amor, a união e o espírito de descoberta são as ferramentas para apreciar a vida. Penguin provou que isso é totalmente verdadeiro.

E o mais importante: Penguin nos ensinou que ajudar os outros a se sentirem bem é a maneira mais fácil e eficiente de nos sentirmos bem.

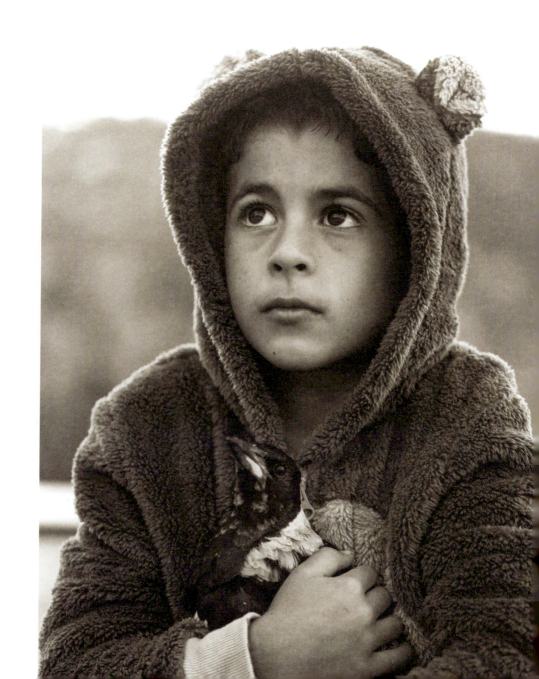

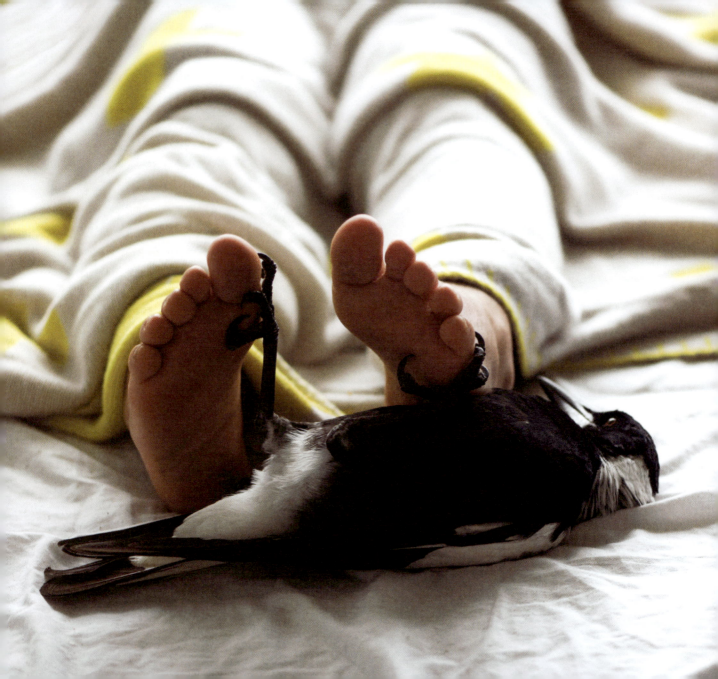

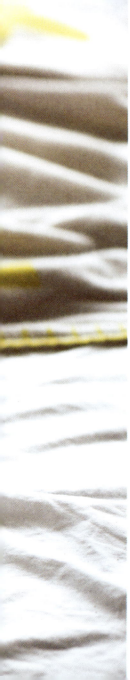

Ela nos mostrou que há muito mais amor no mundo do que poderíamos imaginar.

Não importa a gravidade do problema, a compaixão, a amizade e o apoio podem vir dos lugares mais inesperados.

E não importa quão perdidos, solitários, derrotados ou arruinados nos sintamos, aceitar o amor dos outros e amá-los de volta, na medida do possível, vai ajudar a nos tornar completos novamente.

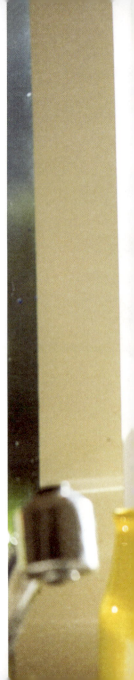

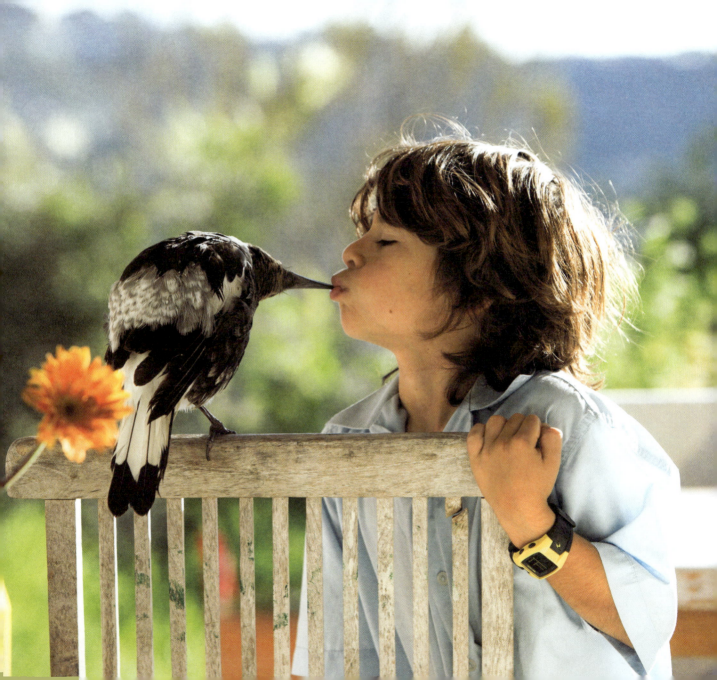

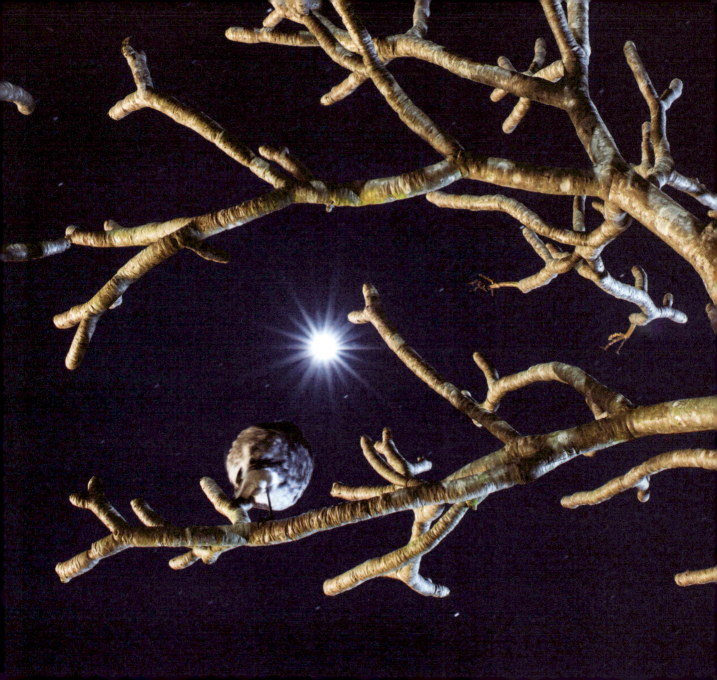

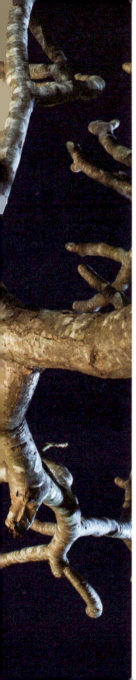

Não sou o juiz de maravilhas. Toda a minha vida tentei capturar o extraordinário com uma lente de cristal, mas ainda não encontrei nada que me fizesse entender o porquê — apenas entendi o quê, quando, onde e como nosso destino se desenrola de modo belo e cruel.

Certamente não cabe a mim conhecer o incognoscível e, de qualquer modo, eu sempre escolheria o amor em vez da paz de espírito.

E eu tenho amor.

O maior amor que um homem já conheceu.

Talvez eu nunca aceite que o acidente de Sam fez parte de algum plano divino. O sofrimento dela foi grande demais para que eu acredite nisso.

Mas o fato de ela ter sobrevivido quando tantos outros teriam morrido e de Penguin ter caído do céu exatamente quando mais precisávamos... meu coração diz que se esses não foram milagres, então a família Bloom foi abençoada muito além do razoável.

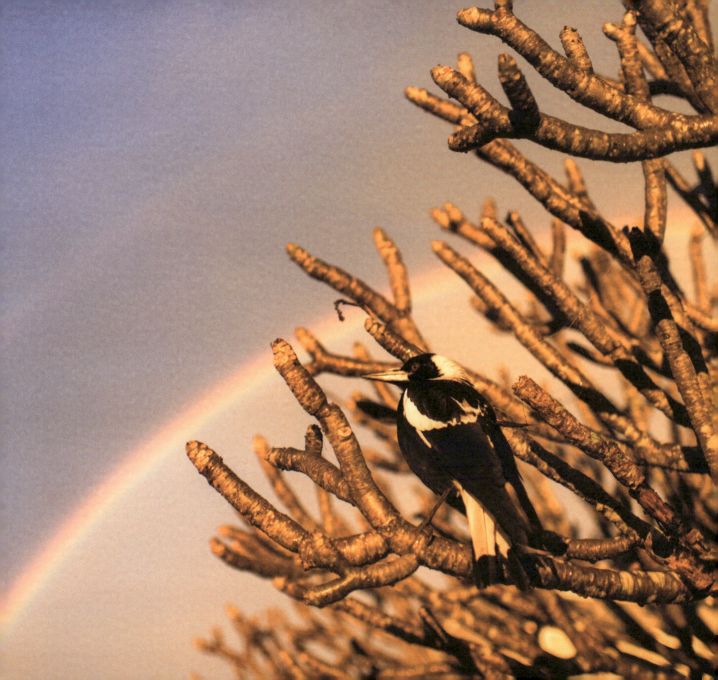

Sou imensamente grato pelos nossos três belos e corajosos meninos. Irmãos por nascimento e amigos por escolha, diante da tragédia e do caos, eles não se deixaram separar pela raiva e pela amargura, sempre se apoiando e respondendo com bondade e compaixão.

Eles nunca vão saber quanto o amor e a coragem deles significaram para a mãe deles e para mim, e como eles nos levantaram quando não conseguíamos nos erguer sozinhos.

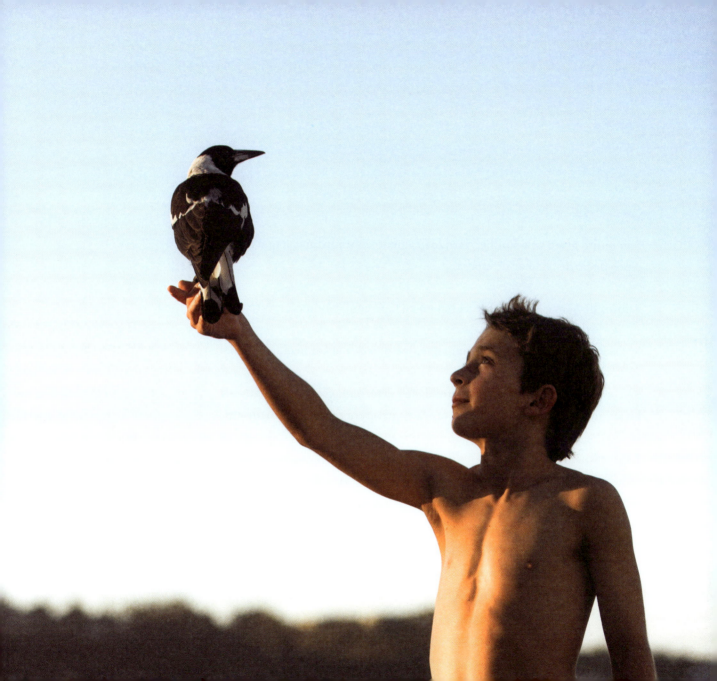

Sou muito grato pela mulher verdadeiramente extraordinária que tenho o privilégio de chamar de esposa.

A força de Sam é a base sobre a qual nosso lar é construído.

Mais do que isso, ela é o ser humano mais lindo que já conheci.

Sua graça, seu senso de humor, humildade e determinação heroica naturais levam todas as pessoas que ela encontra a quererem ser pessoas melhores.

Especialmente eu.

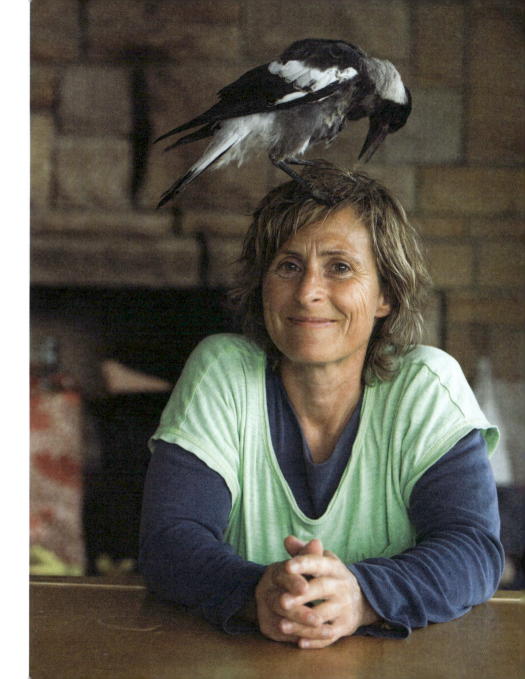

Tenho um orgulho enorme de nós como família, e estou empolgado em relação ao que o futuro nos reserva.

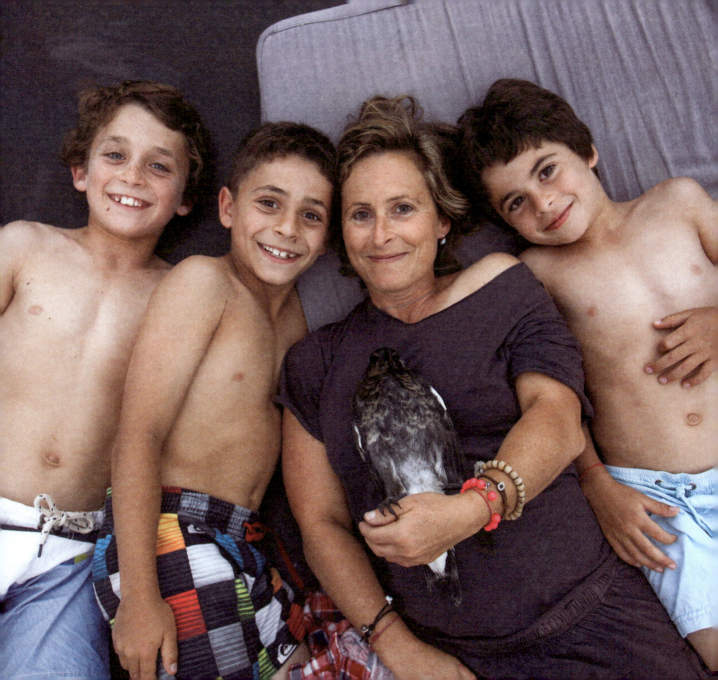

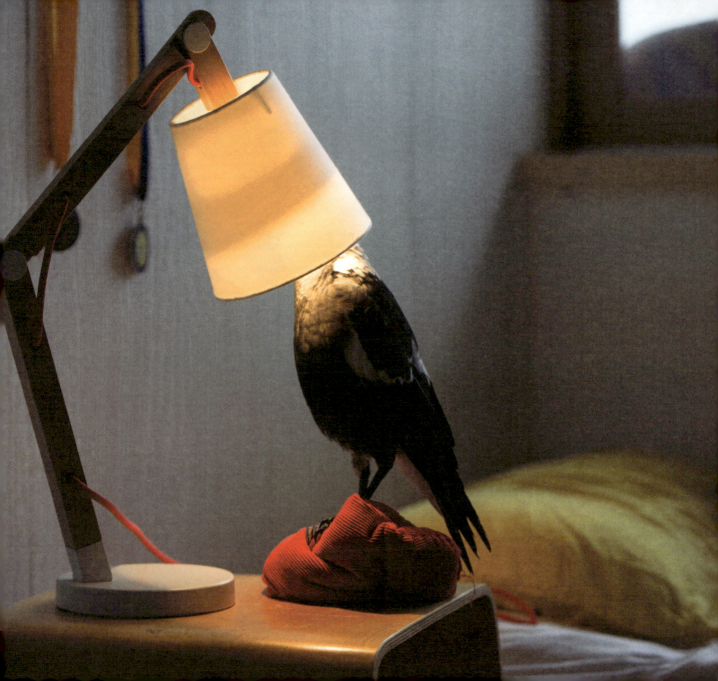

E agradeço a Deus por esse passarinho doido.

Como já disse, anjos vêm em todas as formas e tamanhos.

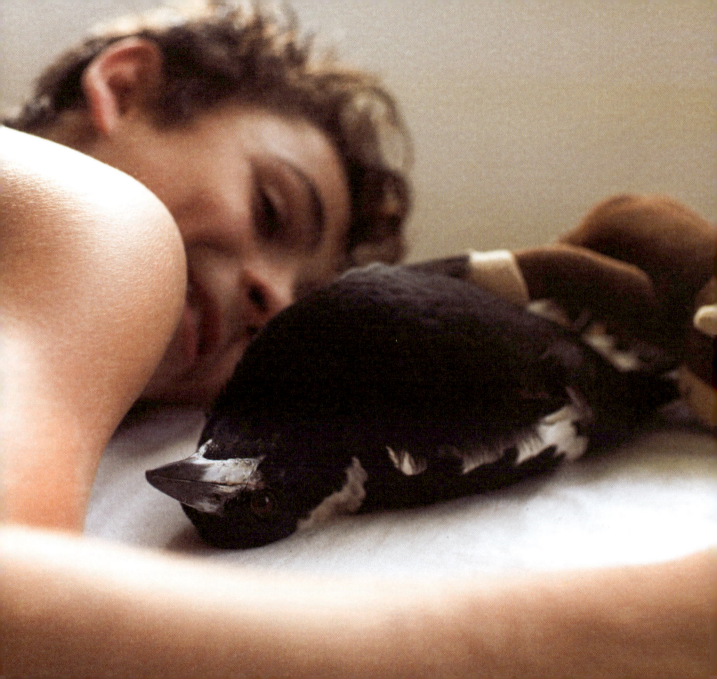

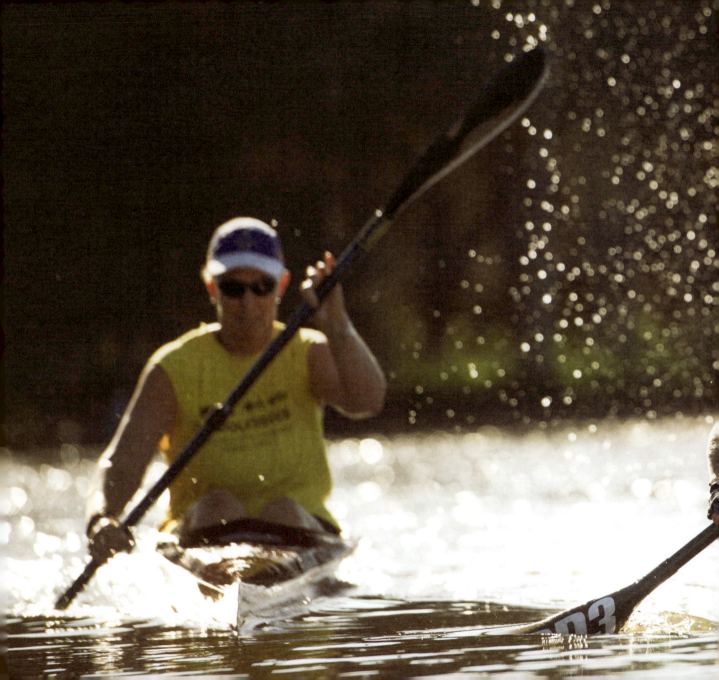

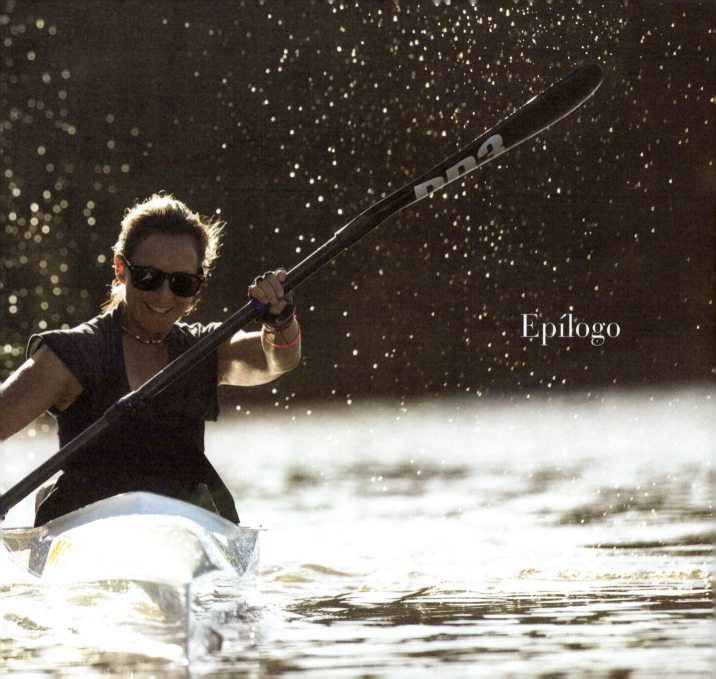

Epílogo

Muita coisa aconteceu desde que Penguin passou a fazer parte da nossa família.

Sam ficou cada vez mais forte. Não só ela ganhou muito mais independência, mas também encontrou formas de gerenciar a constante dor física e a depressão corrosiva que ameaçavam consumi-la.

É importante ressaltar o incentivo diário fornecido pelo amor e pelo apoio que Sam recebe de Penguin, de nossos três filhos e de mim. Mas também reconhecemos que o amor de Sam pela água foi crucial para seu progresso e o melhor de tudo é que isso a levou a encontrar uma nova paixão na vida.

O caiaque representa bem mais do que uma mudança de cenário ou simples exercício físico. Foi a forma encontrada por Sam para escapar do confinamento da cadeira de rodas e da natureza estática de viver entre uma ajuda e outra. Sam passa boa parte do tempo esperando a ajuda de outras pessoas, mas isso cessa abruptamente à beira da água: uma vez dentro do caiaque, ela é livre para navegar. Quando Sam pega um remo, ela tem controle total sobre onde está e o que está fazendo, e, naquele momento, ela volta a ser ela mesma.

Pouco depois de voltar para casa, Sam entrou no Manly Warringah Kayak Club e se uniu à técnica Gaye Hatfield, que imediatamente viu o potencial dela. Não foi fácil dominar um caiaque de corrida usando apenas os braços para ter equilíbrio e força, mas Sam conseguiu usar a pura teimosia do pai para obter um resultado positivo mais uma vez.

Ela logo começou a participar dos eventos do clube, surpreendendo a todos, inclusive a si mesma, com a velocidade alcançada. Enquanto os seus tempos baixavam, ela progredia para competições mais sérias e, em 12 meses, Sam já era a canoísta KL1 mais rápida da Austrália. Quando Sam ganhou o segundo título nacional e fez o oitavo tempo mais rápido do mundo naquele ano, os principais olheiros nacionais prestaram mais atenção nela. Em março de 2015, Sam foi indicada para a equipe australiana de paracanoagem e se juntou ao time de elite rumo ao Campeonato Mundial de Canoagem de Velocidade, que ocorreria mais tarde naquele mesmo ano, em Milão.

Sam trabalhou com mais afinco do que nunca, fazendo seis sessões de remo e três de ginástica por semana. Ela também viajou a Queensland com a equipe para fazer treinos especializados; foi a primeira vez que ela entrou em um avião desde que saíra do hospital.

Apesar dos esforços heroicos, a estreia no campeonato mundial não foi exatamente como o planejado. Durante quatro semanas de treinamento intenso no norte da Itália, Sam forçou tanto o corpo que fraturou a sétima costela, bem abaixo da escápula esquerda, perdendo força, velocidade e controle nesse lado do corpo. Mas sendo quem é, Sam não desistiu. Apesar da lesão dolorosa, ela corajosamente participou da qualificação em Milão contra os adversários mais difíceis que já havia enfrentado e lutou até a rodada seguinte. Mas a má sorte atacou de novo na semifinal, quando plantas obstruíram o leme, tiraram Sam da rota e ela foi desclassificada.

Embora decepcionada por ter saído daquela forma, minha maravilhosa esposa terminou sua primeira campanha esportiva internacional em 12º lugar no mundo. Melhor ainda: apesar de lesionada, ela diminuiu seu melhor tempo durante o treinamento em três segundos, mostrando que tinha tanto a capacidade quanto a disposição para ir ainda mais rápido.

Mesmo se recuperando da fratura na costela, Sam estabeleceu o objetivo de entrar na Equipe Paralímpica Australiana para os jogos olímpicos de Tóquio, que ocorreriam em 2020. É impressionante o progresso alcançado em tão pouco tempo, e sei que ela ainda vai além.

Penguin decidiu ficar em seu pé de jasmim-manga favorito em Sydney, mas Rueben, Noah, Oli e eu viajamos a Milão para ver Sam competir. Depois, pegamos o trem para Roma, a cidade favorita de Sam, para curtir as tão esperadas férias em família. Revisitamos lugares especiais a que Sam e eu tínhamos ido quando jovens namorados: o Coliseu, a Piazza Navona e as Escadarias da Praça da Espanha, embora dessa vez tenhamos apreciado tudo isso pelos olhos de nossos filhos, algo que não poderíamos ter imaginado 15 anos antes.

Essa escapadinha para a Europa foi muito especial para nós, trazendo várias lembranças felizes — e algumas tristes também, para ser sincero. Um acidente terrível fez nossas férias em família na Tailândia terminarem em lágrimas, mas nossas férias na Itália começaram e terminaram com gritos de alegria. Ver Sam lidar com a deficiência e conquistar o mundo vem sendo absolutamente maravilhoso para toda a família Bloom. Minha esposa sobreviveu ao pior e conseguiu grandes conquistas, e, ao fazer isso, ela representa o melhor de nós. Os objetivos esportivos de Sam são muito maiores que competições internacionais, por isso ela começou um programa com a técnica para apresentar outros pacientes com lesões na medula espinhal à prática da canoagem. Os benefícios físicos e mentais que Sam obteve ao estar na água foram tão bons que ela deseja compartilhar essa experiência positiva com o máximo de pessoas que puder. Nem preciso dizer que os meninos e eu sentimos um orgulho incrível da nossa Sam, além de uma gratidão enorme por dividir cada dia com ela. Nós a amamos imensamente.

~

Nos últimos dois anos, Penguin cresceu e virou uma moça independente. Suas penas e bico brilhantes chamaram atenção de alguns pássaros pega solteiros, embora eu ainda não acredite que ela esteja pronta para constituir família.

Amamos ouvir seu canto feliz sempre que ela aparece para uma visita, pulando pela cozinha, sala de estar, banheiro ou quarto como se fosse a dona do lugar. Mas agora ela passa cada vez mais tempo longe de nosso quintal, fazendo novos amigos e explorando um território que é todo dela.

Penguin se transformou em uma garota sofisticada que frequenta lugares chiques e, às vezes, surpreende os moradores de Newport Beach dizendo um alegre olá cantado a quem estiver saboreando um café ao ar livre, comprando uma revista na banca ou pegando roupas na lavanderia; o mundo é inteiramente dela.

Em determinada ocasião, recebi um telefonema ofegante de um professor da escola perto de casa frequentada por nossos três filhos para dizer que Penguin tinha voado para ajudar generosamente as crianças pequenas a comer a merenda e perguntar se eu poderia fazer a gentileza de ir buscá-la o mais rápido possível. Nossa ave audaciosa ficou feliz da vida quando apareci para buscá-la, embora tenha ficado um tanto confusa ao perceber que não iríamos apreciar o fabuloso banquete claramente feito para ela por aqueles dedinhos rosados, semelhantes aos que a alimentavam em sua infância frágil.

Foi uma alegria observá-la crescer, superar suas lesões e voar com tamanha e sublime confiança. Contudo, o aspecto mais satisfatório de criar Penguin é ver o tipo de pássaro em que ela se transformou. Ela não fica sentada no poleiro da vida; ela vai atrás de seus desejos. É esperta, forte, resistente e ousada. Penguin também é sapeca, curiosa e muito divertida.

Nossa pequena avezinha nunca procura o pior nas pessoas, ela está quase sempre feliz e encontra a alegria com facilidade. Apesar de ser caçadora por natureza e ciente da crueldade de seu mundo selvagem, ela recebe todos como amigos.

Penguin também é misericordiosa e surpreendentemente gentil. Nós testemunhamos isso em primeira mão quando ela nos ajudou a cuidar de outros filhotes órfãos, incluindo um pequeno periquito colorido muito inteligente e pouco maior que um saleiro.

Sam e eu acreditamos que Penguin será uma excelente mãe algum dia, mas, por enquanto, ficamos gratos por ela estar feliz, saudável e completamente livre.

O infinito céu azul não é nosso para dar a Penguin; ele a pertence por direito.

Aonde quer que Penguin vá, ela sempre será parte de nós.

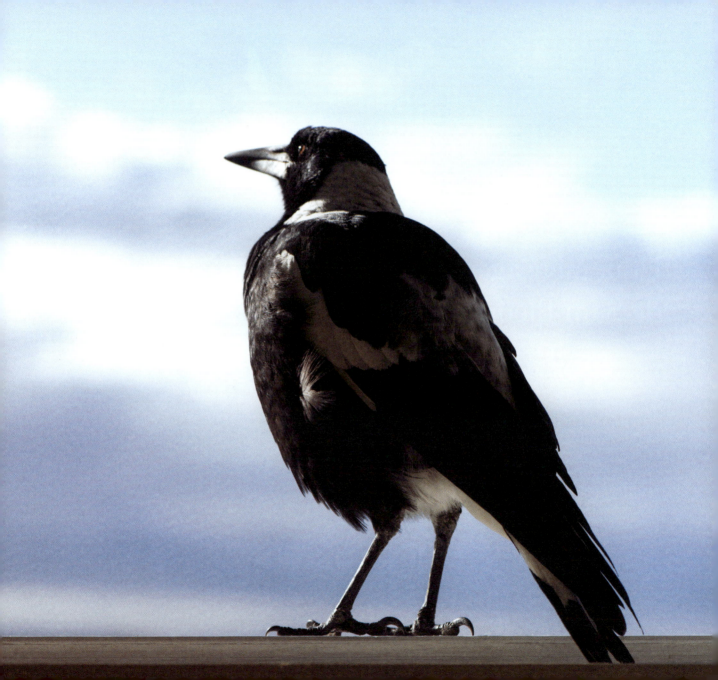

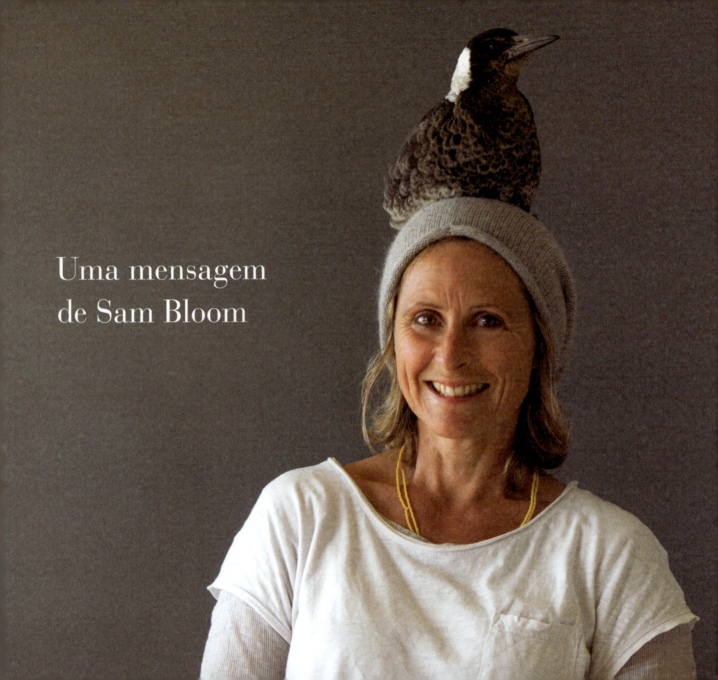

Uma mensagem
de Sam Bloom

Se você ou alguém próximo sofreu uma lesão grave na medula e ficou paralisado, então saiba que vou partilhar algo brutalmente sincero. Você merece a verdade e prometo exatamente isso. Não posso fingir que estou feliz com a forma como tudo aconteceu, pois não estou. Mas isso não significa que eu seja uma pessoa triste ou que não esteja feliz por estar viva. Apreciei vários momentos desde o acidente, e acredito que dias melhores ainda virão. Dito isso, não quero encobrir o que foi e continua sendo um sofrimento grande e terrível.

Sem o amor e o apoio do meu marido, nossos filhos, parentes mais próximos e amigos queridos (especialmente Penguin), não sei se ainda estaria aqui, e certamente não estaria tão bem quanto estou hoje. Não há palavras para expressar o quanto sou grata por esse amor nem o quanto também amo todos eles.

O acidente colocou minha vida inteira em perspectiva. Agora percebo que ninguém jamais tinha me falado algo realmente contundente antes de eu receber a notícia de que nunca mais voltaria a andar. Nesse sentido, pelo menos, fui abençoada. Também tive a sorte de não ter qualquer lembrança da queda e de suas consequências imediatas em razão da lesão na cabeça, então eu não precisei reviver esse horror na minha mente.

A deficiência me apresentou a um nível de sofrimento antes desconhecido, e, embora não deseje esse conhecimento a ninguém, isso também me fez descobrir como a compaixão é necessária neste mundo. De uma forma estranha, o acidente me fez perceber como eu era afortunada. E também me deu a oportunidade de ver o melhor em meu marido e em nossos filhos, mesmo quando eu estava em meu pior momento. É uma percepção linda pela qual sou grata, apesar do custo aterrador.

Estar paralisada é mais ou menos como acordar de um coma e descobrir que tenho 120 anos de idade. Sua família e amigos querem ver você feliz por não ter morrido, mas todos os seus movimentos são lentos e dolorosos e boa parte do que você amava fazer e que lhe dava sensação de vitalidade passa a ser impossível. Talvez, se eu realmente tivesse 120 anos, uma vida inteira de lembranças felizes poderia me sustentar, mas sou jovem e tinha todos os motivos para acreditar que ainda teria muitas aventuras pela frente. Eu tinha tantos desejos, planos e sonhos que agora estão despedaçados aos meus pés. Meus dormentes e inúteis pés.

Ficar paraplégica não foi um presente inesperado; a nova perspectiva que passei a ter não pode ser igualada a um grande despertar espiritual, e não sinto que essa experiência me transformou em uma pessoa melhor ou me deu um novo propósito na vida. Em várias ocasiões, senti uma amargura imensa em relação ao infeliz acidente que me deixou assim e tive vontade de sumir na floresta e gritar até não poder mais. Ultimamente, quase não tenho tantos momentos desse tipo, mas eles ainda ocorrem.

Para quem está lendo isso e acabou de iniciar o pesadelo que é o processo de recuperação e reabilitação como aquele pelo qual passei, sei que tem pouco que eu possa dizer que vá significar muito neste momento. Quando eu estava aprendendo a segurar minhas pernas para ser transferida da cama de hospital para uma cadeira de rodas pela primeira vez, lembro-me de ficar revoltada com o aspecto sem vida da minha própria carne. Era como manusear carne suína crua. Eu estava tão consumida pelo nojo, pela raiva e mágoa que fui incapaz de perceber algo positivo por vários meses. Tinha absoluta certeza de que nunca mais iria sorrir ou rir de novo. Ainda bem que, no fim das contas, eu estava errada.

Eu não finjo saber tudo sobre lesões medulares, e entendo que a situação de cada pessoa é única. Apenas posso dizer que o medo terrível de que você sempre vai ser uma aberração, de que o melhor da sua vida acabou e seu verdadeiro eu se foi para sempre... Tudo isso é normal.

Houve um longo período em que nutri um ódio irracional por quase tudo relacionado à minha paralisia. Eu sentia raiva de toda a nação tailandesa, tanto que não podia suportar o curry com carne do restaurante tailandês do bairro — que costumava ser uma das minhas refeições favoritas. Parece loucura, eu sei, mas a dor, o arrependimento, o luto e a frustração são realmente enlouquecedores.

Da mesma forma, haverá um período em que praticamente tudo que qualquer pessoa disser ou fizer vai deixar você triste, com raiva ou as duas coisas. Por algum tempo, eu senti uma inveja tóxica de todos que continuavam tendo uma vida normal. Observar meninas correndo pela praia com pranchas de surfe embaixo do braço me reduzia a um poço de lágrimas furiosas. Eu sabia que não fazia sentido e não era nem de longe saudável, mas a sensação permanecia.

Falar o que você está sentindo pode ser útil, se você conseguir fazer isso. Após uma taça de vinho, eu até consigo ser bem tagarela, mas sou naturalmente muito quieta, então descobri que documentar meus altos e baixos em um diário era uma boa forma de colocar a situação em perspectiva e desconstruir meus sentimentos negativos. Mas embora isso fosse útil, descobri que nada é melhor do que falar em voz alta. Expressar seu medo e sua raiva em palavras consegue aplacar a horrível sensação de poder que eles têm sobre você.

Nesse aspecto, Penguin era uma ouvinte maravilhosa. Ela sempre me ouvia com atenção, não ficava chateada e jamais deu alguma resposta imprudente sem querer. Meus xingamentos fariam os anjos ruborizarem, mas eu conseguia desabafar todas as minhas frustrações e cuspir todas as palavras feias e cruéis que estavam me devorando, e eu sabia que não estava fazendo mal a ninguém. Descarregar esse veneno emocional do meu organismo ajudou a fazer com que eu me sentisse melhor e fosse muito mais positiva com as várias pessoas maravilhosas que estavam se esforçando para me ajudar.

É óbvio que nem todos têm um pássaro como Penguin e há um limite do que é possível falar a quem não vivenciou o que eu e você agora somos obrigados a suportar. Muitas pessoas inteligentes e misericordiosas que você ama e admira não fazem ideia do que significa estar paralisado. Eles supõem que estar confinado a uma cadeira de rodas é confortável e não conseguem entender a dor, a desesperança e a humilhação constantes que são uma realidade a cada dia, hora e minuto. Não sinta raiva deles. Não é culpa deles, ninguém fala desses assuntos.

Sempre procure e siga os melhores conselhos médicos. Mas isso ainda não é o bastante. O escopo e a proporção de sua recuperação dependem inteiramente de você. É preciso encontrar uma forma de lidar com os sintomas e limitações da sua própria maneira, e quanto mais você trabalhar nisso, melhor vai ficar. Não há pílula mágica, milagre ou atalho.

Apesar da natureza fisicamente devastadora de nossas lesões, a batalha que acontece dentro da sua cabeça é a mais difícil de superar. Quando se trata de progredir após lesões de medula, acredito que 80% do processo seja mental e apenas 20% seja físico. Tudo o que você fizer para melhorar sua atitude vai ajudá-lo a não ser uma bolha deprimida rolando por aí em uma cadeira de rodas. Por outro lado, tudo que lhe fizer mal mentalmente poderá interromper seu processo ou até causar um retrocesso.

Alguns fatores cruciais me ajudaram desde que saí do hospital. O primeiro é ter um grupo de pessoas íntimas que lhe dê apoio, que seriam sua família e os amigos mais próximos. Meu grupo era composto apenas por meu marido, nossos filhos, minha mãe e minha irmã. Ao longo do tempo, comecei a incluir outros amigos, mas mantive esse círculo bem pequeno.

Pode parecer absurdo recusar ajuda quando se está precisando, mas não se sinta obrigado a contar tudo o que você está passando na parte inicial da recuperação a todos os seus amigos e conhecidos. Se você não tiver cuidado, poderá ser atropelado por uma horda de simpatizantes chorões. Tente se afastar de quem se propõe a dizer obviedades alegres e repetidamente chamar você de "inspiração". Essas pessoas vão enlouquecê-lo, além de deixá-lo exausto, revoltado e retraído.

Deixe explícito para os amigos que você agradece a gentileza, mas agora precisa de espaço para se dedicar às novas condições de sua vida. Se insistirem em ajudar, dê a eles tarefas simples, como fazer compras, levar seus filhos ao treino de futebol ou fazer comida. São afazeres práticos que facilitam a vida da família e ajudam a manter a conexão com as pessoas de quem você gosta sem esgotar suas energias. Na hora certa, você estará pronto para retomar o contato com os amigos próximos, e quem for amigo de verdade vai entender e respeitar isso.

A maior dificuldade para mim foi superar a imensa vergonha. Pode parecer ridículo, mas é verdade. Eu odiava parecer estranha, odiava não poder mais me vestir como antes, odiava pensar que meus amigos sentiam pena de mim ou me comparavam à pessoa que eu era. Houve ocasiões em que me senti repugnante como a própria Morte. Além disso, por ter perdido o olfato e o controle das vias urinárias, vivia com medo constante de urinar na calça e nem perceber.

No começo, achei bem mais fácil fazer novos amigos ou estar cercada de gente que só me conhecia como eu era agora, não como eu era antes.

Isso pode parecer uma fuga patética, mas destaca o desejo humano básico de ser tratado normalmente. Alguns amigos bem-intencionados não conseguem evitar e olham para você como se fosse uma criança que precisa de babá. E também não resistem a tentar animar você relembrando os velhos tempos antes do acidente, algo que pode ser profundamente perturbador.

É fácil se isolar quando se está sofrendo. Sua autoestima foi destruída e sua mobilidade está reduzida a quase nada. Mas, embora eu precisasse de mais espaço pessoal do que a maioria das pessoas imaginava, também aprendi que sair e me locomover eram essenciais para ser feliz e fazer progressos significativos. Você certamente não precisa estar paralisado para virar uma pessoa chata e obcecada por si mesma, mas isso ajuda. Mesmo sendo bem mais difícil sair e ter experiências interessantes do que antes, é algo que eu gostaria de ter buscado antes. Por isso, recomendo que você faça isso o mais rápido possível.

Relembrando, percebo que ficou mais fácil socializar uns dois anos após o acidente. Não coincidentemente, nessa época eu já estava comprometida com a canoagem competitiva e tinha algo com que me empolgar e pelo que aguardar ansiosamente. Não percebi isso na época, mas a canoagem devolveu boa parte da minha autoconfiança e foi crucial para que eu tivesse um assunto novo e divertido sobre o qual conversar. Isso, por sua vez, deu uma dimensão positiva a todas as minhas interações sociais e expandiu meu círculo de amigos.

Outro ponto fundamental foi adquirir o básico em termos de força física e boa forma. Parece óbvio, mas, logo no começo, eu só conseguia pensar na capacidade física perdida e em como tudo parecia difícil. Ao longo do tempo, comecei a entender que aumentar a força e a resistência física me distraía da dor constante que eu sentia e também facilitava a realização das tarefas diárias, que por sua vez me davam mais energia para realizar desafios novos e mais interessantes. Não ter músculos para mover a cadeira de rodas por cima de uma toalha molhada que seus filhos esqueceram no corredor é o golpe certeiro para se sentir impotente e patética. Então, acredite em mim: tudo que você puder fazer para melhorar a flexibilidade, mobilidade, força e coordenação vai economizar tempo, esforço e lágrimas nos pequenos desafios domésticos. Afinal, você tem atividades bem melhores para fazer.

É evidente que treinar para um objetivo além de derrotar sua deficiência é melhor ainda. E foi aí que o esporte e a competição amigável entraram em cena. Como sempre fui atlética, a transição para as competições depois do acidente não foi algo tão absurdo para mim. Mas mesmo se você não for uma pessoa naturalmente esportiva, recomendo buscar um desafio físico que o leve a treinar regularmente e produzir resultados mensuráveis. Ter objetivos simples para conquistar em cada sessão, como levantar um pouco mais de peso, conseguir uma repetição a mais, uma distância maior ou um tempo levemente menor, é muito útil para manter a motivação.

Independentemente da atividade física que você escolher, não vai ser fácil no começo. Levei pelo menos dois meses só para conseguir sentar em um caiaque sem virar e cair na água, o que era inicialmente assustador, porque eu estava presa no banco por um cinto de velcro fortíssimo e tinha medo de não conseguir escapar se eu virasse (até que na verdade não foi tão difícil).

Eu não comecei a canoagem pensando em competir, só queria estar na água. Eu amava sair de casa, ansiava pelo exercício físico, gostava de aperfeiçoar minha habilidade e ir mais rápido. Com o tempo, melhorei tanto que novas oportunidades acabaram surgindo. Não quero sugerir que a canoagem é minha nova razão de viver, porque não é o caso: a família ainda é o centro do meu universo. Mas remar virou uma parte importante da minha vida e, quando penso no quanto evoluí desde que voltei do hospital, sou muito grata por ter tentado isso e insistido.

Obviamente, qualquer atividade que você goste de fazer será boa, e, quanto mais esforço e concentração ela exigir, melhor. O tédio é nosso inimigo número um: quando sua mente não tem nada a fazer exceto se concentrar no desconforto e na raiva pelo que aconteceu a você, isso pode ser algo terrivelmente destrutivo. A dor começa a piorar e a depressão aumenta. Estar paralisado já é difícil o bastante para você, sua família e seus amigos quando você não é uma pessoa amarga, então, se for preciso um pouco de suor e algumas bolhas para eu me sentir melhor a longo prazo, sem dúvida vale a pena.

Você nunca sabe como seus desejos e apetites vão mudar após o acidente. Ainda sou atraída pelo mar, acho que no fundo sou filha das águas. Quando voltei para o oceano pela primeira vez, achei que seria maravilhoso, mas não foi. Até as pequenas ondas me assustaram e senti como se tivesse um espartilho de metal em volta do peito. Respirar era difícil e bastante assustador. Contudo, fui redescobrindo a alegria de nadar: não sou uma sereia e ainda não dominei o mergulho submerso, mas gosto do exercício e da sensação estranha, ainda que refrescante, da ausência de peso embaixo d'água.

Apesar de o meu paladar ter sido drasticamente reduzido, ainda gosto de cozinhar, embora tenha levado um tempo para reaprender minhas receitas, período no qual servi alguns desastres culinários. Pode me chamar de antiquada, mas é muito especial fazer algo tradicionalmente "maternal" para minha família, especialmente as guloseimas que os deixam felizes. Fico feliz em dizer que a torta de damasco do meu pai ainda recebe sorrisos de satisfação dos meus quatro homens.

A chave para derrotar o tédio e expandir seu novo mundo é experimentar o máximo de atividades que puder, aceitando que algumas serão maravilhosas e outras serão um fracasso total, mas você ficará bem com qualquer resultado. Você não pode saber no que é bom ou do que vai gostar até experimentar algumas vezes, então eu recomendo dizer sim muito mais do que não e persistir mesmo quando algo não parecer muito bom no começo.

Uma medida da sua recuperação será quantas responsabilidades você consegue assumir além de cuidar de si mesmo. Tomar conta de Penguin quando ela era uma filhotinha doente foi incrivelmente recompensador. Ajudá-la a recuperar a força e a independência me ajudou imensamente em vários aspectos. Sempre que posso, tento me colocar em uma posição em que as pessoas confiem em mim, e não o contrário. Pode ser algo tão simples quanto fazer o almoço ou levar alguém de carro a algum lugar. Não é fácil, mas está acontecendo cada vez mais, e quando essas oportunidades surgem, reafirmam que tenho algo a contribuir para as pessoas ao meu redor, que estou no controle da minha vida e, consequentemente, posso fazer diferença.

A vida nunca mais será como antes do acidente, e isso não é fácil para você nem qualquer outra pessoa em nossa situação aceitar. Porém, não acho fácil aceitar que Rod Stewart tenha vendido mais de cem milhões de álbuns, mas foi o que aconteceu. Lutar contra as nossas limitações faz parte do que significa estar vivo. Você e eu não somos as primeiras pessoas da Terra a ficar paralisadas e não seremos as últimas. Outros conseguiram ter vidas estimulantes e recompensadoras, e nós também podemos conseguir. Outros também tiveram verdadeiros colapsos emocionais de tempos em tempos, e provavelmente sofreremos nossa cota também.

A verdade é que em alguns aspectos você não é a mesma pessoa de antes. Mais da metade do seu corpo agora está só de carona. Frequentemente pensei que dois terços de mim tinham morrido e suspeito que sempre haverá uma nuvenzinha de tristeza e raiva sobre o meu ombro. Mas contanto que você tenha escolhas, ainda estará no controle da sua vida. Ninguém pode esperar que todos os dias sejam perfeitos, mas não se magoe ainda mais vivendo no passado, abandonando seu presente e futuro. Cabe a você escolher como vai enfrentar os desafios e momentos difíceis que terá pela frente e como vai aproveitar as oportunidades de ser uma pessoa criativa, produtiva e feliz.

~

Para a família e os amigos próximos de alguém que acabou de ficar paralisado, sinto muito pela tristeza e desesperança que vocês estão sentindo. Sei que quando alguém próximo sofre uma grave lesão medular, o círculo mais íntimo de amigos também luta com a dor e a incerteza dessa situação. A sensação de perda é real e você precisa processar isso da melhor forma possível. Não tenha medo de procurar ajuda com quem já passou por isso.

Se você quiser dar apoio, o primeiro passo é nunca se deixar levar pela autocomiseração ou desejar que tudo volte a ser como antes da lesão de seu ente querido. Não importa quanto você esteja triste e angustiado em relação ao que aconteceu, não é nada comparado ao que a pessoa está sentindo. Dito isso, sua carga de trabalho acabou de triplicar e o tempo para assuntos pessoais foi cortado pela metade. Além disso, você agora precisa ser uma pessoa corajosa e positiva perto de alguém que está com raiva, sentindo uma dor terrível e em depressão profunda. Não é nada fácil.

Só o que posso dizer é para tentar se comunicar normalmente, fazendo de tudo para ignorar a cadeira de rodas e olhar a pessoa que você sempre conheceu e amou. Fale com essa pessoa, e não com o inválido sentado de frente para você. Tenha sensibilidade com as nossas limitações, não jogue sal na ferida falando sobre o que atualmente não podemos apreciar. Com o tempo isso não vai ser problema, mas no primeiro ano é algo particularmente difícil. Por favor, não conte histórias horrorosas sobre pessoas em situação pior do que a nossa tentando demostrar como temos sorte. E não use exemplos de pessoas com deficiência conquistando desafios extremos como escalar o monte Everest usando apenas os dedinhos dos pés, como se devêssemos fazer o mesmo. Um pouco de estímulo a mais é ótimo, mas agora temos um monte Everest particular.

O pior momento para nós é quando saímos do hospital. Há um instante terrível em que a doce empolgação de voltar para casa se esvai, ao percebermos que nosso amado santuário tornou-se completamente diferente agora que estamos em uma cadeira de rodas. Enquanto estava presa na enfermaria do hospital, eu sonhava em voltar para minha própria cama; mas, sem todas as facilidades médicas, a vida em casa fica muito mais difícil do que imaginávamos. Além disso, depois de vários meses, somos a única pessoa com paralisia do recinto. A presença de outros pacientes de lesão medular era estranhamente reconfortante, mas agora somos apenas nós presos a uma cadeira de rodas enquanto todos seguem a vida mais ou menos como sempre fizeram. Não ser capaz de retomar a antiga rotina gera uma sensação horrível de afastamento da vida que amamos. Ver meu marido fazer os serviços domésticos e ser o único responsável de fato pelos nossos três filhos fez com que não me sentisse mãe de verdade ou mesmo parte da família.

Não espere que saibamos tudo sobre nossa doença ou sejamos capazes de comunicar isso. Faça sua pesquisa, descubra o máximo que puder para entender melhor o que estamos passando. Em vez de se sentir impotente, tente encontrar formas de fazer uma diferença significativa. Meu marido, Cameron, levou para mim um DVD portátil e uma seleção de filmes para aliviar o tédio no confinamento do hospital. Antes disso, eu ficava na cama, entre os horários de visita, contando as listras das cortinas repetidamente. Ele também passou muito tempo na internet procurando as melhores opções de tratamentos e recursos médicos. Por exemplo, ele conseguiu encontrar uma sonda uretral alemã absurdamente superior à que eu estava usando e também uma cadeira de rodas de segunda mão a preço acessível com a qual eu podia entrar na água salgada na praia. Não foram os presentes mais sexy do mundo, mas deixaram uma impressão muito positiva. Cameron também organizou um evento comunitário de arrecadação de fundos que nos permitiu comprar um carro adaptado para que eu pudesse dirigir com as mãos, além de reformar o banheiro e a cozinha para acomodar a cadeira de rodas. Esses esforços incríveis não só me fizeram sentir muito amada como tiveram impacto real e imediato em minha qualidade de vida, que por sua vez melhorou a vida de toda a família. Ele ficava envergonhado quando eu o chamava de herói, mas eu realmente acho meu marido totalmente incrível.

Sempre tenha em mente que há mais de uma pessoa para você cuidar. Você toma conta de nós, mas quem toma conta de você? Não somos capazes de cuidar das suas necessidades e sentimentos enquanto lutamos para lidar com a nossa deficiência, então você precisa arranjar tempo para si, continuar tendo uma vida rica e plena de modo a ficar saudável e feliz, para o bem de todos. Você precisa sair de casa, interagir com amigos e fazer atividades que revigorem seu corpo e espírito após um dia difícil.

Você é o nosso embaixador fisicamente apto para o resto do mundo, e, se trouxer histórias e ideias interessantes, presentes especiais, votos de melhoras e uma atitude mental positiva, fará um excelente trabalho.

Distrações são ótimas, então seja criativo. Tente sugerir novas atividades e esteja preparado para dar aquele empurrãozinho a mais para nos ajudar a tomar coragem. E, por favor, procure novos interesses também. Quem sabe algo que você comece a fazer acabe virando uma nova atividade que adoraremos fazer a dois? Cameron e os meninos decidiram criar abelhas no verão passado, o que foi um pouco esquisito (especialmente porque Cameron tem alergia grave a abelhas), mas igualmente maravilhoso. Eu não sabia se poderia ajudar muito gerenciando as colmeias, mas gostei do feliz drama de tudo aquilo desde o início. Quando chegou a hora de coletar o mel, fiquei surpresa e deliciada com quanto pude fazer para ajudar. Nós nos revezamos balançando os quadros de mel e eu fiz boa parte da rotulagem e do envasamento com os meninos. Depois, expandimos nossa empreitada criando brilho labial orgânico e parafina para prancha de surfe a partir dos favos de mel. Os garotos venderam tudo isso, além das jarras de delicioso mel orgânico, para ganhar um dinheiro extra. Nem em um milhão de anos eu teria imaginado que me interessaria por apicultura, mas a curiosidade de Cameron gerou uma experiência maravilhosa de aprendizado para nossos filhos e muita diversão para todos nós. Na verdade, envasar nossos primeiros jarros de "Bungan Honey" foi provavelmente a primeira lembrança verdadeiramente feliz em família que criamos desde o meu acidente.

Acima de tudo, recomendo que você não se magoe quando for atingido por nossos momentos de fúria com a vida, o universo e tudo mais. Honestamente, o problema não é você, estamos simplesmente angustiados com o que nos aconteceu e com o pouco que podemos fazer para mudar essa situação. Sentimos falta da vida de antes. Sentimos falta do nosso antigo eu. Nós nos arrependemos de todas as pequenas decisões e acontecimentos aleatórios que nos levaram à lesão. Odiamos ter que usar rodas em vez das pernas e apenas gostaríamos que tudo voltasse a ser como era antes. Às vezes, esse desejo parece ir além da capacidade humana de suportar. A realidade é que não conseguimos passar por isso sem vocês, e mesmo assim há momentos em que odiamos o fato de isso ser verdade. É um equilíbrio difícil entre a gratidão sincera e o desespero profundo. Talvez nunca sejamos capazes de reconhecer a profundidade de nossa dor ou quanto apreciamos sua ajuda, mas lembre-se de que o seu amor nos mantém vivos.

~

Não estou em paz com minha condição. Detesto absolutamente estar paralisada e faço cara feia sempre que ouço a palavra "deficiente". Daria quase tudo para ficar de pé sozinha de novo. Não preciso dançar, escalar uma montanha ou ganhar uma medalha de ouro olímpica, só queria andar pela praia segurando a mão do meu marido e sentindo a areia molhada entre meus dedos mais uma vez seria suficiente.

Contudo, apesar das dores e arrependimentos, sei que todo dia que posso viver com minha família é um presente. Cada dia é uma oportunidade de ver meus belos meninos crescerem e se transformarem em rapazes e para que eu cresça como pessoa. E cada dia traz uma nova esperança de cura.

O fato de estarmos em pleno século XXI sem que tenham descoberto a cura para lesões medulares é doloroso e surpreendente. Há quase noventa milhões de pessoas vivendo com lesões medulares no mundo hoje, e até quinhentos mil casos novos são relatados a cada ano (geralmente homens jovens, que acabaram de entrar no auge da vida). De acordo com a Organização Mundial de Saúde, a maioria dessas pessoas, como eu, terá uma expectativa de vida bastante reduzida e tem cinco vezes mais chances de cometer suicídio, especialmente no primeiro ano após o acidente.

Ainda bem que algumas das mentes mais brilhantes da medicina estão começando a fazer progressos reais no reparo e regeneração de nervos danificados por lesões de medula. Técnicas inovadoras, como implantes de medula, transplantes de célula, eletroacupuntura e o advento dos estimuladores medulares, me dão grande esperança de que algum dia eu possa recuperar as funções e as sensações do tronco e das pernas. Quem sabe algum dia possa recuperar totalmente minha independência.

Esse sonho que já pareceu impossível está cada vez mais perto de se realizar. No entanto, esse importante objetivo médico depende totalmente do apoio necessário para financiar pesquisas inovadoras.

Tenho orgulho de dizer que meu marido, Cameron Bloom, e nosso amigo Bradley Trevor Greive estão doando 10% dos royalties de cada um sobre a venda do livro *Penguin Bloom* para ajudar o trabalho vital realizado pela Fundação Christopher e Dana Reeve. Essa generosa contribuição também está sendo feita pela nossa editora norte-americana, Atria Books, o que considero um gesto extraordinário.

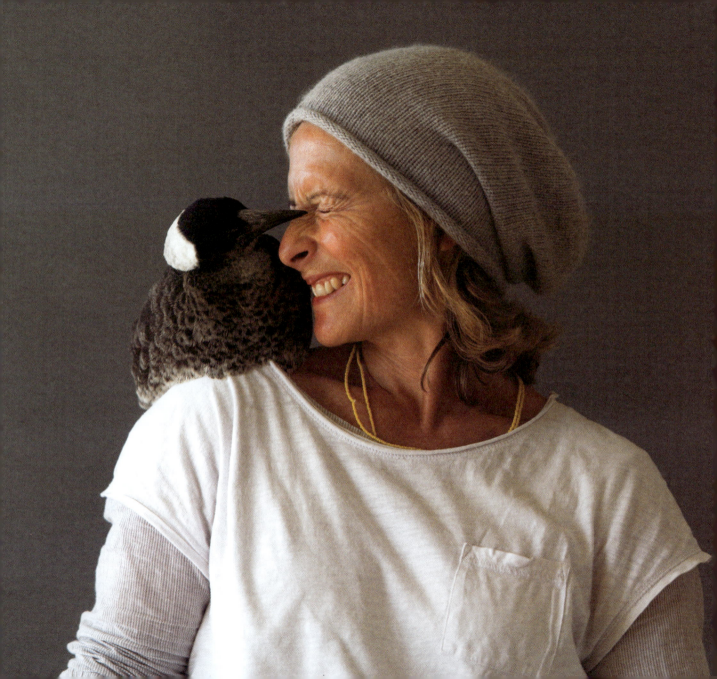

Se você se sentiu tocado ao ler nossa história, sinceramente espero que pense em fazer uma doação para a Fundação Christopher e Dana Reeve pelo site oficial christopherreeve.org.

Penguin ajudou a salvar minha vida, mas o seu apoio vai me ajudar a ficar de pé novamente.

Com amor e gratidão sinceros,

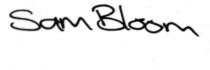

Um novo dia.

Novas possibilidades.

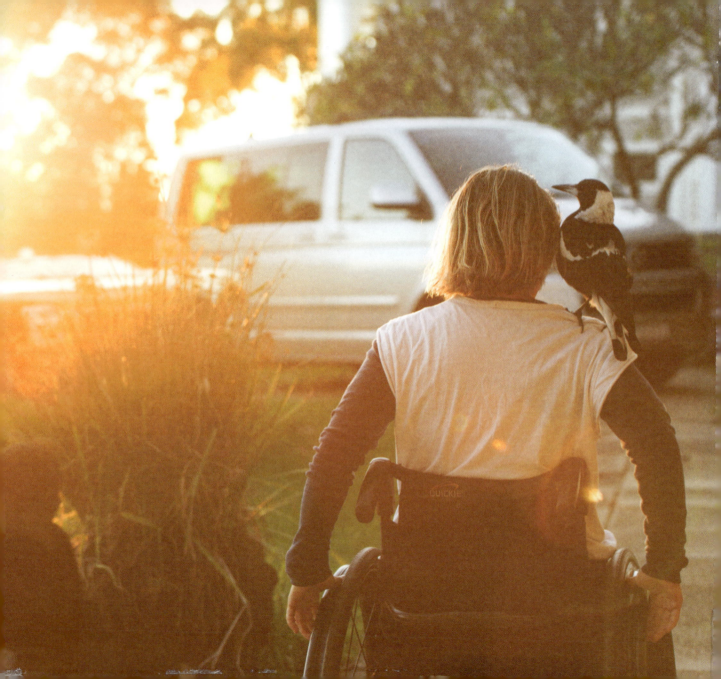